U0200252

《辅行诀五脏用药法要》一书是在《神农本草经》和《桐君采药录》的基础上发展而来，符合经方思维，并融合了玄学体用化和佛学思路，形成了独特的辨治体系，至今仍在疾病治疗上具有现实意义和实用价值。这是作者独取该书为经方辨证治疗疫疬的根据。

在此次新型冠状病毒肺炎（疫疬）流行之际，作者结合《辅行诀五脏用药法要》将个人对经方治疗该类疾病的认识进行整理分析，以供专业人士讨论和使用，也希望能为尽快控制疫情、战胜疫疬贡献微薄之力。

辅行诀五脏用药法要

【张大昌先生弟子个人专著】

衣之镖 著

《辅行诀五脏用药法要》是一部总结《汤液经》辩五脏病症组方用药规律的书籍，它秉承《内经》，《神农本草经》和《汤液经》的学术内容，发挥儒、道、释三教合一的哲学思想。

学苑出版社

疫疠辨治刍议

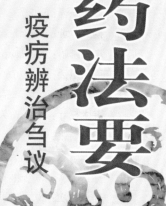

图书在版编目(CIP)数据

《辅行诀五脏用药法要》疫疠辨治刍议 / 衣之镖著 .– 北京：学苑出版社，2020.11(2024.4 重印)

ISBN 978-7-5077-6068-2

Ⅰ.①辅…　Ⅱ.①衣…　Ⅲ.①脏腑辨证-用药法-研究　Ⅳ.①R241.6

中国版本图书馆 CIP 数据核字(2020)第 214566 号

责任编辑：付国英
出版发行：学苑出版社
社　　址：北京市丰台区南方庄 2 号院 1 号楼
邮政编码：100079
网　　址：www.book001.com
电子邮箱：xueyuanpress@163.com
联系电话：010-67601101(营销部)　010-67603091(总编室)
印　刷　厂：廊坊市都印印刷有限公司
开本尺寸：890 mm×1240 mm　1/32
印　　张：8.625
字　　数：265 千字
版　　次：2021 年 1 月第 1 版
印　　次：2024 年 4 月第 2 次印刷
定　　价：68.00 元

顾炎武云：

凡前人未及就，後世不可無，而後為之，則庶几可傳也。

衰老大夫此作，當之無愧矣！

钱超麈書 八十有五

二〇二〇．十．五

曹　序

　　河北省威县衣之镖先生与我相识多年，近日他将一部新的书稿发给我，这部《〈辅行诀五脏用药法要〉疫疠辨治刍议》紧密联系当前世界流行的新型冠状病毒肺炎，结合《辅行诀五脏用药法要》与《伤寒论》，谈中医中药如何诊治这类时疫，既有历史依据又有学术传承，并对临床症状及遣方用药进行了深入研究。这样的好著作，我能先睹为快，感到很是高兴。

　　2020 年初，瘟疫在武汉爆发。幸亏有党和政府坚强的支持，习总书记亲自部署、亲自指挥，各界共同努力，中西医协作，取得了有目共睹的抗疫成绩。

　　习总书记在正月初一（1 月 25 日）的政治局会议上决定采用"中西医协作"的模式救治患者。中医药人员很快进入主战场，克服了中医药储备不足、不被医患人员理解等重重困难，使中医药迅速发挥了巨大作用，"清肺排毒汤"等赢得了有目共睹的效果。在方舱医院这样的"危险重地"，不仅没有哀声一片，反而空气中飘着药香，不断上演着医患共做八段锦和五禽戏的动人画面。

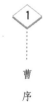

疫情初起之时，我就大声疾呼并向各级领导建议，中医药治疗病毒性疾病，必须"首选必治"，这样才能充分发挥中医药的重要作用。非典的经验教训不能忘记，当年邓铁涛先生上书说"战胜非典我们有一个武器库"，那就是中医中药。

但目前还有些人不理解中医药的诊疗思想，把能不能在实验室里证明有效作为衡量中医药作用的金标准，既看不见中医药的"治未病"优势，也不承认中医药独特的价值。张伯礼院士在接受采访时也感叹道："我们应该好好总结这些经验，中医药应得到国家相关部门及世界卫生组织的正确认识，为全球公共卫生治理贡献中国智慧与中国方案。我们要真正做到中西医并重，不可过了疫情又忘了中医药！"

这一次针对新型冠状病毒肺炎，**中医药"首选必治"，成为前所未有的事实。**中医药的"参与率"和"使用率"，中成药与汤液使用比例，都得到了充分的重视。

中医方清肺排毒汤在这次新型冠状病毒肺炎救治中起到不可忽视的重要作用，它被称为"大水漫灌"的通治方，这与我们的经方有明显不同。此方的创制者葛又文是一个民间中医，这个方剂名称也不是伤寒学派的"典雅"之词。从方剂特点来看，张仲景的经方药味少、药量大，而清肺排毒汤药味多而药量小，这符合温病学家的用药特征。具体方药如下：麻黄9克，杏仁9克，桂枝9克，泽泻9克，猪苓9克，白术9克，姜半夏9克，生姜9克，紫菀9克，冬花9克，射干9克，藿香9克，陈皮6克，炙甘草6克，黄芩6克，细辛6克，枳实6克，山药12克，茯苓15克，柴胡16克，生石膏15～30克（先煎）。

官方解释清肺排毒汤由麻杏石甘汤、五苓散、小柴胡汤、射干麻黄汤四个方剂组成，其实，这个方中有几个"明方"，也有很多"暗方"：其中的小柴胡汤并不完整，而且还暗含着麻黄汤、大青龙汤、苓桂术甘汤、桂枝汤等，这许多方子组合起来，不是简单用某个化学成分去抗病毒，而是"群贤毕至，各显其能"的一套组合拳。

其实，中医治病的历史过程，就是从单味药到组合方剂的飞跃提升，里程碑则是《汤液经》的诞生。

经方治病法度森严，陶弘景认为《汤液经》治疗天行热病"交互金木，既济水火，升降阴阳"，是一个互相紧密联系的体系，并且属于"六合正精、神明之剂"。但是，张仲景在《伤寒杂病论》之中运用经方极为灵活，加减使用非常普遍，药味、药量变化奥妙无穷。

但是，经方传承到今天，很多人已经不了解其源流和体系，只是各自尝试其妙用，并且学习日本把经方固定成"方证对应"关系，说用经方必须原方、原味、原量，轻易不能加减，神化经方的说法层出不穷，《内经》倡导的"圣人杂合以治"更不见了踪影。

同时，又人为地扩大伤寒与温病的差别，说它们是病因、病机、诊法、治疗皆不相同的两大学科。其实，很多人误解了张仲景，伤寒不是虚寒病，是热病；他不是不选择辛凉解表，而是那个时代还没有"辛凉解表法"；辛温解表的目的，是为了除热，而不是散寒；张仲景只说当发汗、当解表，从来没有说必须用热药。

中医的疾病名称，都根源于中医自身的理论来命名。可以说新型冠状病毒肺炎是瘟疫，因为它具有流行性；《内经》能说它是热病，是因为这类疾病都以发热为主要特征；《难经》和张仲景说它是伤寒，同时代的曹植就说它是瘟疫。

现在，在中西医并存的背景下，新型冠状病毒肺炎既可以是伤寒，也可以是温病，它们的区别只在于发病类型不一样，治疗上辛温与辛凉的选择不同等热病、伤寒、温病、瘟疫的研究内容，其实都是各种传染病的共同发病规律、传变特征与诊治方法。

伤寒的六经辨证，温病学说的卫气营血、三焦辨证，都描述了外感热病由表入里，由轻而重的发展、变化过程。中医诊疗瘟疫（传染病）的疾病名称，不能简单停留在伤寒、温病、瘟疫的"初级阶段"，必须逐渐分层，到三四级之下，才能开展有效治疗。

因为病证结合分级诊疗，是中医的特色和优势。

也就是说，面对新型冠状病毒肺炎患者，不能仅凭此诊断开具汤药。因为，伤寒病下边，还有太阳病、阳明病、少阳病、太阴病、少阴病、厥阴病的第二级疾病名称；

太阳病等病名下边，还有"经病（证）"和"腑病（证）"的第三级疾病名称；

太阳经病（证）下边，还有"表实无汗"病（证）与"表虚有汗"病（证）的第四级疾病名称。

假如新型冠状病毒肺炎患者被中医诊断为温病，其诊治过程也和被诊断为伤寒相似，必须逐步向下分层。因为在知道是温病这个"一级疾病"名称之后，无法凭此开具汤药，还要进一步划分出卫分病、气分病、营分病、血分病的"第二级疾病"名称，或者分上焦病、中焦病、下焦病的"第二级疾病"名称；

此后还要进一步像面对伤寒病患者那样，一层一层分下去，到了证候与方剂（方证）相对应的时候，才算"探底"了，这个时候才能开汤药。

中医与西医是不同的学术体系，不论疾病是西医所说的是哪一类传染病，是什么致病性微生物引起的，中医都可以用这种"分层不分类"的方式，以不变应万变。

由此可见，不管有多少新发的传染病，也不管是各种变异的或者没有变异的病毒，中医在治疗上都能"万变不离其宗"。因为在没有西医的时候，中医的诊疗路径就已经很系统了，只要根据实际情况进行调整和整合就行了。

因此，瘟疫不是只能用达原饮，吴又可经常借用《伤寒论》的方剂，《温病条辨》中也大量吸收和改造了很多《伤寒论》方。

我在《中医热病新论》一书中提出"河舟码头学说"："病像河流，证如舟，系列方药似码头"，以此说明疾病（河）、证候（舟）、方药（码头）之间的关系。疾病是一个动态过程，像河流一样流动不居；证表示某一时段的病理阶段，就像河里流动的小船，可以顺流而下，也可逆流而上，或者原地不动、触礁沉没；中医的方药就像是码头，帮助小船顺利靠岸，使病证得以解除。病人可以从任何地方下河，也可以从任何码头上岸，就看他（她）的船在哪里。以此来处理外感病过程之中的复杂关系，建立一个开放体系，用"热病统寒温、病证结合、分级诊疗体系"。

张仲景沿岸设立了113个码头，吴鞠通也设了很多码头，我们现在也仍然可以设码头，如丹参注射液、参麦注射液、清肺排毒汤都是码头，日后我们还可以造更多的码头来帮助患者。但是要注意，从一开始得病到最后病变阶段，不能说只用某一个方，这不是张仲景"观其脉证，知犯何逆，随证治之"的精神，也背离了温病学家的思路。

"守正创新"，这是习总书记给我们的指示，也是时代的呼唤。

衣之镖先生长期致力于《辅行诀五脏用药法要》的

研究，对于中医学术史、外感热病学史，都有自己独特的创见，其关于《辅行诀五脏用药法要》的多部著作很值得大家学习和参考。在他这部新书《〈辅行诀五脏用药法要〉疫疠辨治刍议》出版之际，引发了我的一些思考，因此，略作感想如上，还请各位同道批评指正。

中医药走向世界，必须彰显个性，道术并重，而不能单纯用实验室的指标来限制发展，舍本逐末，丢了自己。

我相信，衣之镖先生的这部大作，能帮助读者充分了解中医治疗疫疠的发展以及特色，也有助于中医的传承和发展。

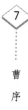

河北省中医药科学院

曹东义

庚子中秋写于求石得玉书屋

赵　序

　　2020 年国庆、中秋假期，笔者陪同大同周益新、北京周晓菲教授等人在业师李茂如（1917～2001）老家山西平定考察。在这个过程中，收到前辈学者也是我的挚友衣之镖大夫从网上寄来的《〈辅行诀五脏用药法要〉疫疠辨治刍议》一书书稿，衣大夫希望笔者成序一篇。

己亥、庚子岁注定是不平凡的年份

　　己亥岁末的新型冠状病毒肺炎大流行可谓突如其来。2019 年 12 月 8 日，湖北省武汉市通报的首例不明原因肺炎患者发病。2020 年 1 月 15 日，一位医护人员被确诊新型冠状病毒感染，这是新型冠状病毒肺炎人传人的标志性事件。2020 年 1 月 23 日，腊月二十九，武汉封城。2020 年 1 月 29 日，西藏启动重大突发公共卫生事件一级响应，截至当时，全国 31 个省、市、自治区全部启动重大突发公共卫生事件一级响应。2020 年 1 月 30 日，世界卫生组织宣布，将新型冠状病毒疫情列为国际关注的突发公共卫生事件。2020 年 2 月 2 日，武汉火神山医院正式交付，共设床位 1000 张，集中收治新型冠状病毒肺炎患者。2020 年 2 月 7 日，国务院联防联控机制新闻发布会消息，确定以16省份一省包一市的形式，为湖北各市抗疫工作提供医疗力量支援。2020年2月8日，武汉雷神山医院交付使用（1月26日起设计及施工），全院共设床位1600张，集中收治新型冠状病毒肺炎患者。2020年2月11日，世界卫生组织总干事谭德塞在瑞士日内瓦宣布，将新型冠状病毒感染的肺炎命名为"COVID-19"。时至今日，中国的疫情已经基本控制，但从全世界范围看新型冠状病毒肺炎的流行尚未结束。截至2020年10月6日晨，中国累计确诊人数为91159人，境外输入2921人，累计治愈86019人，累计死亡4746人。国外疫情现有确诊8083920人，累计确诊35533462人，累计治愈26409795人，累计死亡1039747人。美国现有确诊2576574人，累计确诊7664162人，累计治愈4872736人，累计死亡214852人。

面对如此重大的疫情，当代中医人展现了时代的担当。2020年2月17日下午，国家中医药管理局医政司司长蒋健在新闻发布会上介绍，截至2020年2月17日，全国中医药参与救治的新型冠状病毒肺炎确诊病例共计60107例，占比为85.20%。湖北以外的地区，中医药参与救治病例治愈出院数和症状改善者占到了87%。据统计，全国现在一共有28个省区市的630多家中医院已派出3100多名医生支援湖北的救治工作。该局派出了由张伯礼院士、黄璐琦院士和仝小林院士领衔的团队和4批次专家团队588人到武汉进行救助，他们分别入驻湖北省中西医结合医院、武汉金银潭医院、夏江方舱医院和雷神山医院开展救治工作。即便是未能参与一线战斗的中医中药从业人员，也以不同的方式为抗击疫情贡献着自己的智慧和力量。

衣之镖大夫在疫情期间完成的《〈辅行诀五脏用药法要〉疫疠辨治刍议》一书，是其中用力甚勤的一个典型。这部书稿虽然仅有 17 万字上下，却并不容易读懂。最好能参考衣之镖所著《伤寒论阴阳图说》（2008.5）、《〈辅行诀五脏用药法要〉校注讲疏》（2009.1）、《〈辅行诀五脏用药法要〉研究》（2009.2）、《〈辅行诀五脏用药法要〉临证心得录》（2011.8）、《〈辅行诀五脏用药法要〉药性探真》（2014.1）、《〈辅行诀五脏用药法要〉二旦四神方述义》（2017.7）、《〈辅行诀五脏用药法要〉阐幽躬行录》（2018.10）等书。上述几部关于《辅行诀五脏用药法要》临证实践和理论探讨的学术著作的出版单位均为学苑出版社。

我在恩师李茂如处首见《辅行诀五脏用药法要》

《辅行诀五脏用药法要》的流传历史相当复杂，有兴趣的同志可以参考张大昌、钱超尘主编的《〈辅行诀五脏用药法要〉传承集》了解详情，此处不做进一步展开。可以说明的是，《辅行诀五脏用药法要》第一部内部印行的版本是 1975 年 12 月 16 日中国中医研究院的打印本，这个本子的扉页上有一段简短的说明："新近在河北省发现题为梁陶弘景撰的辅行诀脏腑用药法要一

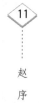

书。原件为出自敦煌石室的唐人卷子，久已散佚。今存两本传抄本，互有详略。经过对照校勘，初步整理为此册。"此本竖排打印，全书总计21页，据王雪苔先生回忆，该本当时经院党委同意打印35份。这是一般读者可以接触《辅行诀五脏用药法要》的最早版本，笔者1996年7月3日在李茂如家中看到了这个本子。

在恩师李茂如所藏的中研本《辅行诀五脏用药法要》的封皮上有毛笔记述的一段话："本书系一九八二年十一月为贾得道同志所介绍，对研究汉魏六朝间医方传述风貌颇有参考价值，特志之。茂如"，凡45字。李茂如《历代史志书目著录医籍汇考·史志篇》"汉书艺文志方技补注"一篇后附录其"论《汉书艺文志》医经、经方之著录"一文。其文指出："至于经方一门，总以汉末张仲景所得为多。今传仲景《伤寒论》一书，殆出经方家《汤液经法》之遗绪。皇甫谧《甲乙经·序》称：'伊尹以亚圣之才，撰用《神农本草》以为《汤液》……仲景论广《汤液》为数十卷。'可资印证。至梁代隐弘景《辅行诀五脏用药法要》一书，述之尤详。有曰：'汉晋已还，诸名医辈，张玑、卫汜、华佗、吴普、皇甫玄晏、支法师、葛稚川、范将军等，皆当代名贤。咸师式此《汤液经法》，愍救疾苦，造福含灵。其间增减虽各擅新意，似乱旧经。而其旨趣，仍方圆之于规矩也。'又云：'经方之治，有二旦、六神、大小等汤（按即大小阳旦、阴旦、青龙、白虎、朱雀、玄武等汤），昔南阳张玑依此诸方撰为《伤寒论》一部，疗治明悉，后学咸尊奉之。'是可信为经方之大宗也。次则今传仲景《金匮要略》一书，向推为论治杂病之古典要籍。清人徐大椿《金匮要略心典·序》尝谓：'其方亦不必尽出仲景，乃历圣相传之经方也。仲景则汇集成书。而以己意出入焉耳。'其书起于藏府经络，以五藏立论，析病为篇。而广载诸般杂病之证治方药并妇人之方，迄于饮食禁忌。以之对照《班志》经方门所录五藏六府诸病方之名目，若痹也、疝也、瘅也、风寒热也、五藏伤中也、狂颠也、金创也、妇人也，以及食禁等。虽未能契合如符，然较其篇目风貌，显出一脉之传。是可信为绍承《班志》经方诸家之作矣。"在此，李老借助《辅行诀五脏用药法要》所提供的学术背景，将仲景诸书的来龙去脉略作钩沉。借助中医版本目录学的知识，肯定了《汤液经法》是《伤寒论》《辅行诀五脏用药法要》的创作基础。此后，李茂如先生又在其《医籍叙录集》一书中收入有关《辅行诀五脏用药法要》的相关内容。其书手稿书影如下所示：

　　《辅行诀五脏用药法要》一书的最大特点，是把五味五行五脏体用化，以及五味五行互含模式的创立。其五味与五脏体用化配属的根据是《素问·脏气法时论》的五脏苦欲说而有所改进。这种五味体用化的配属，亦符合《神农本草经》《桐君采药录》药物与周天之度和四时八节之气相应的思想。

此篇语义与万署辑叙录略也

㊼ 1997.05.19

第280页

《辅行诀脏腑用药法要·某外感天行病方》

果、陶弘景撰。弘景字通明，丹阳秣陵（今江苏南京）人，博学多才，志尚养生。刘宋末曾为诸王侍读，齐永明十年（492年），遁隐茅山修道、兼精医药，自号华阳隐居，卒于梁大同二年（536年）享年八十五，谥曰贞白先生。曾著《本草经集注》行世济业。

本书《辅行诀》，旧往史志、书目未见著录，原件出自敦煌石室藏入卷子，复经散佚。现本乃赝伪抄本转影之编，非真本也。陶氏志主修道，晚辍几修道事，欲求永年，先经防疾，事以医药辅之。因列此五脏畺家并外感天行诸证及方药两为是编，其命名《辅行诀》者，意以养生为主，而医药为辅也。编中所载诸证及外感天行病十二方，颇涉《伤寒论》及仲

15×20＝300

李茂如《医籍叙录集·辅行诀》手稿书影

对《辅行诀五脏用药法要》一书的研究，《〈辅行诀五脏用药法要〉传承集》《〈辅行诀五脏用药法要〉研究》出版之后，掀起了一个新的高潮。然而由于此书行文简朴，所涉医理又颇为复杂，所以并不容易推广和实

践。为了改变这个现状，衣之镖大夫进行了不懈的努力。

衣之镖研究《辅行诀五脏用药法要》的十年辛苦

新世纪的头十年，衣之镖大夫在《〈辅行诀五脏用药法要〉传承集》《〈辅行诀五脏用药法要〉研究》出版过程中付出的努力是众所周知的。当京、晋、冀二省一市的合作出书活动告一段落之后，衣之镖大夫并未停下前行的脚步。他团结张大昌先生的师兄弟一道，继续为《辅行诀五脏用药法要》的研究和发扬奔走努力。这里要谈的是衣之镖在新世纪第二个十年里的辛苦奋斗历程。

2011年3月，衣之镖以"关于《辅行诀五脏用药法要》研究申请非物质文化遗产工作的几点建议"为题，致信威县县委书记。该提议很快得到党政领导的肯定和批示，威县人民政府开始全面开展工作。自2011年8月以来，衣之镖多次与相关专家学者交流《辅行诀五脏用药法要》学术动态情况和申遗事宜，并先后赴邢台、沙河、广宗、北京、石家庄等地搜集有关资料，并初步拟定了影视资料的初稿。

大概是2013年前后，笔者为了支持衣大夫的相关申遗工作，便把我自己保留的《辅行诀五脏用药法要》相关文件手稿、往还书信、报章杂志等资料整整一箱一并寄赠给衣之镖大夫，以充实相关背景文献。本是发祥于河北邢台的文献，还是应该回到它的故地。

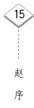

2013 年 1 月 18 日，衣之镖当选为河北省中医药学会第二届张仲景学术思想研究会副主任委员。

2016 年 6 月 11 日邢台市人民政府公布、邢台市文化广电新闻出版局颁发"市级非物质文化遗产《辅行诀五脏用药法要》（威县）"证书。

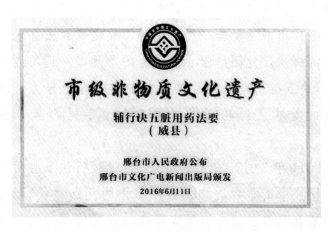

2016 年市级非物质文化遗产公布

2017 年 10 月邢台市文化广电新闻出版局颁发证书，"命名衣之镖为第四批（2017 年）市级非物质文化遗产项目《辅行诀五脏用药法要》传统医药文化代表性传承人。（编号：04-42）"

2017 年 3 月河北省人民政府公布、河北省文化厅颁发"省级非物质文化遗产《辅行诀五脏用药法要》传统医药文化（威县）"证书。

省级非物质文化遗产

《辅行诀五脏用药法要》传统医药文化
(威县)

河北省人民政府公布
河北省文化厅颁发
2017年3月

2017 年省级非物质文化遗产公布

2017 年 11 月 11 日衣之镖当选为河北省中医药学会第三届张仲景学术思想研究会副主任委员。

经过层层遴选，衣之镖大夫成为 2018 年全国基层名老中医药专家传承工作室建设项目专家。工作室设在威县中医院，该工作室项目实施领导小组组长王军，副组长张子朝、王白峰；成员有吴媛媛、衣玉品、张长伟、常全辉、郭祥、王继秋等人。该工作室各项学习交流、带教巡诊、日常管理制度完善，相关学术思想、临证经验的整理、传承工作已稳步推进 2 年之久，成效突出。在一定程度上成为《辅行诀五脏用药法要》学习和实践的临床阵地。

2018 年 11 月，河北省文化和旅游厅发放证书"认定衣之镖为第五批省级非物质文化遗产代表性项目《辅行诀五脏用药法要》传承医药文化的代表性传承人（编号 05-0243)"。这项政府行为的认定,不仅是对坚守基层工作的衣之镖大夫数十年努力的肯定和褒奖,更是从文化层面对《辅行诀五脏用药法要》相关学术实践价值的维护和认同。

《〈辅行诀五脏用药法要〉疫疠辨治刍议》一书的内容梗概

《〈辅行诀五脏用药法要〉疫疠辨治刍议》一书包含三部分内容,即疫疠辨治刍议、复兴国医学术根柢和《辅行诀五脏用药法要》新校正文本。其中第一部分是全书的核心内容,主要针对新型冠状病毒肺炎辨治方略加以讨论;第二部分讨论了《辅行诀五脏用药法要》的学术意义,包含了外感天行病六神方的组方原则,但却不限于此;第三部分是有所加工、同时又补入了新研究的《辅行诀五脏用药法要》文本。需要指出的是,此书的三个部分既各自独立又相辅相成、相互联通。并且这三部分内容编排成帙的次序与整理完成的次序正好相反。"《辅行诀五脏用药法要》新校正"是在《整订稿》基础上完成的,《整订稿》2009 年 1 月已经完成,收录在《〈辅行诀五脏用药法要〉校注讲疏》一书中;"略论《辅行诀五脏用药法要》——复兴国医的学术根柢"一文 2019 年 6 月 18 日发表在"燕赵中医"网上;而"疫疠辨治刍议"于 2020 年夏初完成。

《辅行诀五脏用药法要》一书包含"外感天行病方"的基本内容,但是仅仅照搬这部分内容是不足以应对新型冠状病毒肺炎的。因此，作者首先从基础理论层面阐释了《辅行诀五脏用药法要》所包含着的深奥学理，其最为核心之处是阴阳五行的合流。作者指出："六神方的药物组成，完全是在陶氏升降阴阳、交互金木、既济水火三大原则指导下的理论模式。而这三大原则是阴阳和五行融合过程中的产物。阴阳五行融合所产生的另外两个理念，为火土一家和水土合德。"这个结论的表述相对简单，但其论证过程既要考虑生理病理、天文现象、用药特点，还要结合学术发展的历史过程并加以阐述论证，显得相当繁复、琐细。需要读者认真体会。

当然，本书也同时为一线抗疫人员提供了相关中医治疗新型冠状病毒肺炎的具体方药选择。本书"经方治疗寒风疠的方剂"一节，将《辅行诀五脏用药法要》中有关寒风疠病方剂共 14 首原文录下，并在其后加入按语一项，说明其对寒风疠的适用范围、加减运用、服用方法、注意事项等。作者明确指出："笔者无缘参加此疫病诊疗实战，如此纸上谈兵之作，肯定会谬误百出，望能者教正。"虽然无缘参战，也要把心中所思所想无私奉献，这其间包含着作者坚定的学术自信，更包含着一位普通医者的爱国之情。

我们不妨把这 14 首处方的相关内容简要摘录如下：

1. 小泻肺汤（葶苈子、大黄、枳实）：治咳喘上气，胸中迫满，不可卧者方。

衣按：邪毒犯肺，或素有痰水，气机上逆而不降，窍络阻塞，胸中迫满，端坐呼吸者。并可见鼻渊、鼻鸣、口干、头痛等证。

2. 大泻肺汤（葶苈子、大黄、枳实、生姜、甘草、黄芩）：治胸中有痰涎，喘不得卧，大小便闷，身面肿，迫满，欲得气利者方。

衣按：痰涎较前壅盛而面肿，有水饮结胸，痞满而腹痛，二便不畅，中干舌燥，不能报息，呼吸窘迫，病势危重。宜此方中加入瓜蒌30～50克打烂；或加白芥子25克。

3. 小补肺汤（麦门冬、五味子、旋覆花、细辛）：治汗出口渴，少气不足息，胸中痛，脉虚者方。

衣按：肺收降之气不足为虚，汗不收津不藏而口渴，肺虚胸痛少气而不足息，多见虚人外感初起，疫疠损人更重，更宜扶肺气以驱邪。有表热者，可加苏叶10～15克。

4. 大补肺汤（麦门冬、五味子、旋覆花、地黄、细辛、竹叶、炙甘草）：治烦热汗出，少气不足息，口干耳聋，脉虚而驮。

衣按：肺虚日久，肾水亦虚，疫疠烦热、汗出少气，伤阴动血而咯出。气逆不降，口干耳聋，大热者加石膏15～30克；虚甚者加太子参10～15克，粳米30～50克，后下，煮米熟即可。小便不利者加白茅根30克；疫疠深，神志不清、头痛者加薄荷、金银花之芬芳清毒，薄荷可用10克，金银花可用15～30克；呕吐者加半夏 15 克。

5. 救误小泻肺汤（葶苈子、大黄）：治用火法后，邪气结闷气分，面目浮肿，黄疸，鼻塞上气者方。（据《神农本草经》《外台秘要》引《千金方》补）

衣按：火性炎上而熯万物，克制肺金。金气燥，误用火克而气结闭，气不行则面肿、湿郁黄疸，窍不通而上气不得下，葶苈子成于夏火而色金黄，大黄色黄软坚，二者皆味咸为肺金之体味，泻肺即助肺体而润燥之意，疫疠燥刚杀伐之气得泻而势衰。

6. 救误大泻肺汤（葶苈子、大黄、生地黄、竹叶、炙甘草）：救误用火法。其人血素燥，致令神识迷妄如痴，吐血衄血，胸中烦满，气短急，小便反数赤者方。

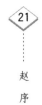

衣按：肺为水之上源，肺金在上肾水在下，肺金不足则肾水乏少而燥，肾与心气交互，心血燥而动血则吐衄肺痿，心神受扰而神识迷妄，胸中烦满，小便数赤，肺气虚则气短急，故疫疠邪毒热化者，服此方可达扶正祛邪之效。

7-8. 大小凝息补肺汤（小方：牡丹皮、黄连、五味子、韭、李；大方：加犬肺）：治肺虚，气亟，烦热汗出，鼻中干燥，时咳血出者方。

衣按：肺主一身之气，虚则气亟。肺被疫疠之毒邪所伤，而致气亟。亟为极度，肺气之伤损极重。肺司呼吸，重损则不能报息。肺的主要功能呼吸障碍，则烦热、汗出，诸气津外泄不收诸证出现，热扰血动而吐出，肺不布津则鼻窍干燥。诸损候，脏气互乘，寒热错杂，虚中挟实，病情复杂，证多危重，变证多端，其用药味寒热并行，补泻相参，其用药宗旨，是"五行以土为本，制以所官之主，承以所生之同，其道备矣"。

9. 小阳旦汤（桂枝、芍药、生姜、炙甘草、大枣）：治天行发热，自汗出而恶风，鼻鸣干呕者方。

衣按：此方即《伤寒论》之桂枝汤。是治外感病的"群方之冠"，其治疫疠之病的作用毋需赘言。方中的桂枝，治疫疠时不妨以香叶（月桂叶）代之。笔者自煎自服，其汤色清彻，红而透明，煎煮多次其色仍淡红而香气已尽。其用量可在每日 15～30 克之间。

10. 小阴旦汤（黄芩、芍药、生姜、炙甘草、大枣）：治天行身热，汗出，头目痛，腹中痛，干呕，下利者方。

衣按：小阴旦汤由太极元气汤加大枣、黄芩而成。黄芩为水中木药，有助阴水、不内收，宣畅扶阴之功。故天行疫疠之热，头目之痛，可由表而解。由于此是调平脾土之剂，故腹中痛、呕利证亦除。因味苦皆属水，黄芩为水中木药，木之用味为辛，辛主散，故曰不内收。

11. 大阳旦汤（黄芪、人参、桂枝、生姜、炙甘草、芍药、大枣、饴）：治凡病汗出不止，气息惙惙，身劳力怯，恶风凉，腹中拘急，不欲饮食，皆宜此方。若脉虚大者，为更切证也。

衣按：此大阳旦汤，即仲景之黄芪健中汤加重黄芪，再加人参。较虚劳健中补脾汤多黄芪。大阳旦汤为上半年阳气最大之意，即少阳与太阳合明，阳明之意。它标志着上半年阳气最大值。此阳之虚，是阴邪疫疬之气强盛的表现，需加强宣升阳气以抗阴邪始可胜病。故伤于寒邪之病，温阳是第一要务，所谓"保的一分阳气，即存得一分生机"。

12. 大阴旦汤（柴胡、人参、黄芩、生姜、炙甘草、芍药、大枣、半夏）：治凡病头目眩晕，咽中干，喜干呕，食不下，心中烦满，胸胁支痛，往来寒热者方。

衣按：大阴旦汤即《伤寒论》中的小柴胡汤。其所以称为大阴旦汤，也与阳旦一样有其天文气象背景。温热病所损为阴津之液，温病家有"保住一分阴液，存得一分生机"的说教。柴胡实为扶阴之药，乃禀阴阳淑清之品，因其味苦而气芬芳，正是芳香防腐辟秽、败毒扶阴的良药。柴胡禀阴阳淑清之气，是其治疗寒热往来的正解。因为寒热往来本身即是阴阳在往来之际的混沌态，柴胡能淑清阴阳，寒热往来之交际定向，则证自愈。笔者认为在柴胡优质品种未确之前，可以用茵陈或青蒿代之，用量可为 15～30 克或 60 克。

13. 小青龙汤（麻黄、杏仁、桂枝、炙甘草）：治天行发热，恶寒，汗不出而喘，身疼痛，脉紧者方。

衣按：青龙是四象中东春肝木之象，与西秋肺金白虎为对宫之象。二者对立交互的关系，天文气象学根据是地球自转运动所形成的昼夜交替，即古天文学中所谓的金木交互。在医学中，肝与肺的脏气交互，是脏气生发到收成循环往复过程。即肝主温升宣发阳气，肺主清肃收降阴气，二者的气机交互维持着肝肺正常的生理活动。一旦二者气机交互失序，则疫疠毒邪入侵为病。而青龙汤的药物组成，正是根据脏气法时的药物功能理论，调平二者气机的乖逆，达到驱除疫疠邪毒的目的。此小青龙汤还有一个美誉，因长于急救回阳而被称为还魂汤。

14. 大青龙汤（麻黄、细辛、芍药、炙甘草、桂枝、五味子、半夏、干姜）：治天行病，表不解，心下有水气，干呕，发热而喘咳不已者方。

衣按：从上条身疼痛、脉紧二证可知，此患者所感为寒性天行病。寒邪闭郁而热化，故有恶寒，肝温宣之力不足则肺气不降而气上逆为喘。病证初起为小，故称小青龙汤。金木主东西，主水液燥湿，表邪不解，蒸而生湿，或心下素有水气，中焦气痞而干呕，水邪射肺则咳喘不已。此时病已非但在气，已涉水分，所用药物功用有所增大，病的范围有所扩展，故称大青龙汤证。故在疫疠病中，青龙汤是适应证较多的方剂。它可温阳宣发解表，解热利水除湿，通经走络，无处不到，快速敏捷，驱邪宣阳，救急回生。

显而易见，作者所选与此次新型冠状病毒肺炎疫病关系最为密切的处方并非直录《辅行诀五脏用药法要·外感天行病方》12 首，而是仅选其中一半的处方，其余 8 首处方分别出自"辨肺脏病证文并方"4 首、救诸病误治方和救诸劳损病方与肺病相关者各 2 首。这种杂病与天行相互交织的选方现象，隐含着另一个重大的理论命题，即本书中明确提出的内伤杂病，与外感天行辨治组方的统筹融合问题。

《素问·四气调神大论篇第二》曰："夫病已成而后药之，乱已成而后治之，譬犹渴而穿井，斗而铸锥，不亦晚乎！"事实上，并不是每一位中医中药工作者都有机会冲上抗击疫情的第一线，但是为随时可能降临的疫情时刻准备着，却是每一位中医中药工作者应有的姿态。

笔者也曾尝试运用运气客主加临学说的基本理论对新型冠状病毒肺炎疫情的走势略作推测，己亥之疫当在庚子年"初之气"即惊蛰前后有所好转，在"五之气"（秋分至立冬之间）有所反复。2020 年 3 月 5 日《人民日报》微博提示，湖北除武汉以外新增确诊病例为零。当然笔者也希望，今年立冬前后新型冠状病毒肺炎疫情不要再出现反复。

山西省中医院

赵怀舟

2020 年 10 月 6 日晨

自　序

已亥冬至前，新型冠状病毒肺炎初见于武汉，其势之悍猛、传播之迅速令人猝不及防。岁底，江城已然被封，至清明节后，始予解除，其时疫情已蔓延全国甚至全球。

全民防疫，处处"戒严"，余亦同国人一起为防疫战而两月余不出门，龟缩在家，此真乃不可多得的能静心思考和专意学术研究的好机会。自庚子春节假期，至疫情基本得控而复工，前后共三个多月的时间，余虽无缘参加一线抗疫，却可乘机对疫疠病的经方防治进行深入梳理探索，这或有益于疫疠的辨证治疗。

笔者近两年所作《〈辅行诀五脏用药法要〉二旦四神方述义》和《〈辅行诀五脏用药法要〉阐幽躬行录》是讨论经方治疗天行病组方用药法则之作。其实天行病本身即包括疫疠病在内。如《辅行诀五脏用药法要》中即有"恶毒痢"一词，只是没有点明有传染性而已。所以笔者认为，一般天行病与疫疠的不同之处，在于一般天行病指淫邪致病，而疫疠指疫毒致病，其中疫毒甚于淫邪，故两者之间有病情轻重和危害大小的不同。毒的形成，后世运气家有"三年化疫"之说，这也揭示了淫邪与疫毒的异同。二者皆因于淫邪致脏气交互失序，但疫毒要有三年酝酿期，气交失序更甚，郁闭塞痞，化为腐秽恶毒暴虐而发。因此，疫疬之毒更体现了脏气失序的严重和病毒的暴烈乖戾，在治疗上更应突出养生扶正的方法，应以调脏腑气机之紊乱为主。这说明了笔者所谓五脏补泻与外感天行病的治疗要达到完全统一的必要性。

这次的新冠肺炎患者，有不少早期即见大白肺、呼吸窘迫综合征及咯血症状，而这些症状与《辅行诀五脏用药法要》五脏补泻方主治文密切相合，更确切地证实了笔者治疫理念的可行性。

去岁春，笔者就中医现状衰落不振的根本原因，提出了《辅行诀五脏用药法要》是国医复兴的学术根柢。这也是本书的思想理论基础，故本书收入了《辅行诀五脏用药法要》全文。本书提出了内伤和外感病在治疗上要达到统一，伤寒和温病的思辨方法要达到统一，经方组方用药法则上要达到统一，如此方可有效应对疫疬的侵袭。作为国医革新以期复兴的标的，同时，本书还从中医经典初始时期的文化氛围和天文气象学，以及相关历史事件、阴阳五行合流、元气学说、太极学说、五德始终学说、《汤液经法》成书的轨迹和历史遭遇、古今尚书之争等处着手，试图说明现代中医学术现状的根本原因。

笔者整订《辅行诀五脏用药法要》十余年来，相关研究有所进展，考虑到虽藏经洞复原本为多层文本，非陶作原貌，但其中主治文的多层次，当是其传承人对原书方剂或整理出的方剂的运用经验心得，是对陶原作治疗范围的扩大和补充，有一定的实用价值，故本书里仍将其记在主治文下，以小字注形式与正文相区别，同时又补入了新的研究，名之为《〈辅行诀五脏用药法要〉新校正》，附于篇末，以便查阅。

在本书完成之际，谨以上述为之序。

衣之镖
岁次庚子孟夏书于续薪斋

目　录

《辅行诀五脏用药法要》
疫疠辨治刍议

3

目
录

略论《辅行诀五脏用药法要》复兴国医的学术根柢

《辅行诀五脏用药法要》新校正

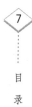

《辅行诀五脏用药法要》
疫疠辨治刍议

一、经方的认识和研究方法

经方一词，始见于《汉书·艺文志》，其中载经方十一家中有"《汤液经法》三十二卷"，并谓："经方者，本草石之寒温，量疾病之浅深，假药味之滋，因气感之宜，辨五苦六辛，致水火之济，以通闭解结，反之于平。"

可见经方是借药物的滋味（辛、酸、苦、甘、咸）和气（寒、热、温、燥、湿）的特性，辨别药物的阴阳属性，组成水火之剂两大类方剂，能开通坚闭的气血结聚，恢复阴阳的相对平衡运动，医经家有所区别。为区别与医经家的不同，原文中又做了进一步说明：

"医经者，原人血脉经络骨髓阴阳表里，以起百病之本，死生之分，而用度箴石汤火所施，调百药齐和之所宜。至齐之得，犹磁石取铁，以物相使。拙者失理，以愈为剧，以生为死。"

可知医经家注重医学理论研究，善于推究人体的生理特征，阐明各种疾病的根源，用以推断各种治疗手段，调制临证所需的各种药剂。经方家主要是注重药物性能的研究方剂；医经家主要是根据人体的生理和病理特征来确定治则和方药；二者各有侧重，但殊途同归。

《伤寒杂病论》和《辅行诀五脏用药法要》（下简称为《辅行诀》）同源于经方家之作《汤液经法》，是由《神农本草经》单味药性能的研究发展至对复合药物性能的研究，体现了从药物学到方剂学的演变过程。

但是由于历史的原因，张仲景虽对《汤液》方剂进行了大量的实践，但对组方原理论述甚是缺乏，致使后世学派林立不少于二百余家，却各持家法，自以为是，以医经家之发病原因、发病机理为说者影响更为深远，失去了经方的研究规范。虽有吴普、徐之才、寇宗奭、邹润安、缪希雍等少数人是按药理学理研究者，但终究不是主流而影响甚微。

《辅行诀》正是在《神农本草经》《桐君采药录》的基础上发展而来，符合经方原始意义。虽然也引用了《内经》条文，但基本都是五脏病证和所苦欲的药味。同时陶弘景还融合了经方初始未兴起的玄学体用化和佛学思路，丰富了两汉时期的儒、道思想，形成了独特的新型学术思想体系，至今仍有一定的现实意义和实用价值，这是我独取《辅行诀》为经方辨证治疗疫疬和新型冠状病毒肺炎资料的根据。

尤其是书中疗外感天行病另设一篇，原文中对其中二旦四神方之组方原则却论述过简，仅列出三大原则，令人如雾里看花。近年笔者所撰《〈辅行诀五脏用药法要〉二旦四神方述义》和《〈辅行诀五脏用药法要〉阐幽躬行录》相继出版，发觉此篇竟与五脏补泻方用药法则基本一致，而且发现伤寒和温病两大学派的相关性，据此认为传统医学的发展，应力图达到内伤和外感治法的统一，伤寒和温病学派理论的统一，经方组方原则统一的目标。

因此，在此次疫毒流行之际，笔者将个人对经方治疗的认识大胆供出，以便讨论和试用，尽快控制疫情，战胜疬毒，为繁荣中医学术，复兴民族文化贡献微薄之力。

二、关于正、邪、毒三气

"正气存内，邪不可干"是《内经》的一贯思想，《辅行诀》中所说的"必使脏气平和"，其"脏气"即"五脏之气"，即"正气"。既然称为"气"，则必定是有运动变化的状态，脏气即指五脏的运动变化，这是传统医学的潜规则，如邪气、毒气及其他气亦然。此五脏正气又各分体和用，体用交互是生命活动生生不息的动力。其体用之气一旦有所偏颇失衡，此亢则彼不及，彼亢则此不及，则为病。病则邪气生，此邪即体用之气的过亢或不及之谓；亦如自然界之风寒暑湿燥火，皆为自然界之正常六气，但均是承平则为常，亢则害而为六淫之邪；由于六气可与五脏之气对应，即肝气主风、心主火/暑、脾主湿、肺主燥、肾主寒。故五脏之正气失常所生之邪为内邪，六气为害所生之邪为外邪。内邪可由脏气有损而至，亦可由外邪侵入伤及五脏之气血津液精水所致。另外，正气受损或外邪侵入，皆可导致人体气血津液水火的升降出入，而造成新陈代谢障碍，而形成气血津液水谷的郁瘀积蓄痞塞等病理产物，这些病理产物的存在，如痰饮瘀血燥结等，进一步产生病理变化，故也可称之为内邪。内外之邪各有相类而且相互影响，是外感天行和内伤五脏之病可以统筹治疗的切合点，这应该是曹东义教授所说"突变虚寒转为内伤"的常见现象，同时也是多数医家有外感内伤病方剂通用的原因。

总之正邪二气是维持和破坏人体正常生理的两个方面，

彼进则我退，彼盛则我衰，彼存则我亡。至于毒气，则是邪气之属，是对人损害力强暴的邪气。根据其形成原因的不同，亦可分内毒和外毒两类，可以据其表现部位、季节时间、缓急轻重、淫邪属性等特点，而有诸多名讳。现据《素问遗篇·刺法论》所载，略述毒气与正邪二气的关系。

该篇为宋人刘温舒所著，王冰本《素问》中无此篇，疑为刘托名之作。刘曾著《素问入式运气论奥》，成书于宋哲宗元符二年（1099），其论则是以王冰运气七篇为据，为"括上古运气之秘文，撮斯书阴阳之精论"之作。应当指出《刺法论》既为"遗论"，所承运气学说为唐王冰所传。刘温舒之生活年代（著《运气论奥》年代）为《辅行诀》被藏入洞之后仅百余年，《辅行诀》所钟《脏气法时论》，为运气说前期著作，或者与刘之书著有所关联。遗篇中说：

"黄帝曰：余闻五疫之至，皆相染易，无问大小，病状相似，不施救疗，如何可得不相移易者？岐伯曰：不相染者，正气存内，邪不可干，避其毒气，天牝从来，复得其往，气出于脑，即不邪干。"

五疫，即五运疫疠之气。五运，即金、木、水、火、土五行之气的运转。疫，《字林》谓"病流行也"，《说文》"民皆疾也""疫，役也。言有鬼行疫也"，《周礼》"疫疠之鬼"，即现代的流行性急性传染病。

"避其毒气"这四个字，乃承其前"正气存内，邪不可干"八字而来，是"邪不可干"的表述，历代注家多以"防止、避免"接触毒气解。笔者认为，此解不妥。若作此解有背原文之旨。原是黄帝问岐伯，患疫病后不施救疗的人，如何使其疫病不再传染的方法，如果回答是"避免或防止接触毒气"，则问题的前提是已经患病而还未经救治的人，已无法回避毒气了，即使回避也无价值了。唯一的办法是，使患者正气存内，使邪不可干，使毒气从所来的地方，再回转出去。且此"避"字，在《说文》中的解释正是"回也""回，转也"，《苍颉篇》则为"避，去也"，总之"避其毒气"四字应释为"使来到他身上的毒气回去"为妥。如此注释，与下文文义亦甚通达。

此毒字，《说文》谓："厚也。""害人之草，往往而生，从草从毒。"

"草"，表示草木初生的萌芽状态，是植物积聚力量，向上生长的生命力旺盛阶段，许氏以"厚"释"毒"，即毒是积聚众多的状态。

"毒，害人草，往往而生。"是草本之一种对人有危害的植物，处处都有生长。以上解释可表示毒字全部意义：①是对人体有危害的物品或作用；②它有强力暴烈狠恶的特性；③它是物品积聚郁结过度而形成。

按照运气学说之推论，疫疠之毒，成于天地气交升降运动受到五星的窒抑暴郁，气机闭塞恶臭，形质腐秽毒气则是毒对接受者发生作用的运动变化状态，同时也可以认为它是一切动植物或物品，过度积聚郁伏产生的恶臭暴烈物质或生物品种。

"天牝从来，复得其往也。"牝，与牡、雄反义，与雌同义。人体的"鼻"，受天阳之气，如牝之在下，故曰天牝，老子谓之玄牝，亦是此义。"从来"：是毒气的来路，毒气是通过鼻孔自空气处而来；"复得其往"：（毒气）再通过鼻孔空虚处排泄出去。

"气出于脑，即邪不干"：鼻连于脑中，脑为精明之府，心为神明之所出，而为十二官之主，故用心想五行五脏之色彩，以助五脏之气的升降交互，邪气不再干扰五行的正常运行。

此法所用想五色之气以预防疫毒传播，似属荒唐。但从其具体做法的思念五气运行顺序，先自左东用青，再到右西用白；后从上南用赤，再到下北用黑；最后用中央土黄。正是先金木交互，再水火既济，最后升降脾土，正是《辅行诀》疗外感天行病的三大原则。

同时还应考虑色彩一项，现代科学认为与光学有关，光速是超快的，有难以觉察的神秘感，因此用光学理解主神明的心意念五色，会影响精明之府对有疫鬼之称的传染病，应当是有道理的。现代医学也不否认精神疗法在治疗烈性传染病中的作用，应当加强这方面的研究。

从以上文字之后的下半段内容来看，所用"欲入疫室而不受邪"的具体方法，属于道家气功类。可知其正气存内、邪不可干亦当是道家气功术，故"五疫之至"而"不施救疗"者，是指已患病而未用"折邪扶运，补弱全真"的升降交互，泻盛蠲余方法疗救者。

总之，此段文字的中心意思，指出了鼻是病毒传入和排出途径，对防治呼吸道传染病都有现实意义和实用价值。如在防治药的给药途径和制剂上可给吹鼻、塞鼻、喷雾吸入等。

该篇还记载了用小金丹治疗疫毒，虽其中有含砷之雄黄和含汞之辰砂，均属剧毒之药，有禁用之嫌，但亦不可轻视古人之经验，粗暴盲目地废而不用。而且《辅行诀》此两味金石药，朱砂与黄连相对，均为水中火药，雄黄与干姜对应，均属木中水药。此两药一苦一辛，二者同用符合《辅行诀》"辛苦除痞"之法，而此法正有升降气机以除积郁之效，更有利于抑制毒邪的产生。笔者认为，如畏二者剧毒，可依《辅行诀》之例，以黄连和干姜同用代之。

近贤张锡纯曾制卫生防疫宝丹，防治霍乱而颇负盛名，其中有朱砂，著名的安宫牛黄丸中更是雄黄、朱砂同用而誉列温病三宝之一。对冠状病毒的作用，包括方中雌黄和紫金两药的名实（据说紫金已绝种）质量、用量及炮制方法、给药途径等，亦应加强研究和开发利用。

三、疫病名称与用经方防治的机理

（一）病名问题

2019 新型冠状病毒肺炎，世卫组织命名为 COVID-19。2019 是发现该病毒的年份，称"冠状病毒"是因病毒包膜特有的太阳帽状刺突而得名。而我们传统医学冠以此类病的名称，则往往注重表达病的特点、多发季节、病变部位、发病缓急等等信息。如疫字在《字林》谓"病流行也"，《说文》"民皆疾也""疫，役也，言有鬼行疫也"，《周礼》"疫疠之鬼"，体现了流行性和急性传染性以及证状怪异、变化无常的特性。又如戾字，《山海经》谓"又东南二十里曰乐马之山，有兽焉，其状如彚，赤如丹火，其名曰戾，见则其国大疫"；又，戾虫，是老虎的别名，故戾疫等系以戾字的病，就有了病势和证状凶暴猛烈、有悖情理的含义，瘟、疠、毒等皆与疫通用。

上述通用疫病的名称又主要有两大类，一是据其致病毒邪性质命名者，如温（瘟）疫、寒疫，通用名前多系以淫邪之名；二是据五行分类定病名者，如金疫、水疠、阴毒、阳毒等，因为五行具有时空意义，如金表示在时间上为秋，病位在肺；水在时间上为冬，病为肾等；这些病名可称之为通用名，是疫疠的子系统，是狭义疫疠，它们各有其特色的症状和规律，是落实辨证治疗的具体内容。

另外还有其他方式命名者，如以患病地域或病之媒介定名者，如山岚瘴气、鼠疫；有以毒性定病名者，如蛊毒；它如霍乱、疟、温疟、暑疟、恶毒痢（《辅行诀》中已特指）等虽亦属疫疠病，但已经从一般疫病中分离出来，尤其是霍乱和疟，在经方中已经独立另论了。

为便于论述，本文将含毒、疫、瘟、疠、鬼、戾等字的急性传染性病的通用名称（毒，有传染与非传染两义），暂时皆称之为疫疠。

从上述可知，国医对现代所谓的急性传染病的名称繁多，其所指有详有略，不一而足。虽然它并非如现代科学以病毒命名，由顶级科学家设计，用高端设备完成，但皆是具有深刻医理和病证形象的学术内涵。它来源于数千年历代医家的防治经验，乃至病家对病情的描述，是实践经验的升华，民族文化的积淀，应当加以整理，使之规范化、条理化，以便更好地发挥其优势，为人类健康服务。

（二）疫疠与用经方防治的机理

"正气内存，邪不可干"是国医的通用防治机理，而经方之特点，主要是用药物的性能养护正气，使邪气不能干扰人体生理活动的养生术。现存世的经方传统，一是以实践经方为主的《伤寒杂病论》（王叔和从中析出《伤寒论》而为

《伤》《金》两部），二是整理方剂理论的《辅行诀》，前者基本不涉药物学理，后者论方剂组成法则，以药理学为基础，且作者本人即系《神农本草经》的最早整订者，对经方的研究更为精准，因此本文所用经方是以《辅行诀》及其学理为据。

《辅行诀》中五脏各分体用，其体用交互生化的过程，即是五脏的正气，五脏各自的正气能量，集合为一则是人体一身之正气，它有如现代所谓的免疫功能。而五脏体用的作用，亦如免疫超常和抑制有互相调节作用。如肝的用味是辛，能散，体味是酸，能收，二者互相调节，可化生出甘味来，此甘为下一时位之正能量，辛和酸如即时状态之免疫超常和免疫抑制作用，都是正气。

如果体用的交互运动发生障碍，则脏气失去相对于平衡则为邪气，邪气干扰了人体正常的生理活动而即为病态。

此类情况虽称之为病，体用正气变为致病的邪气，或称之为毒气。但毒气所致之病，不一定具有传染性，邪毒之气若再经郁滞、潜伏，抑聚凝积，日久变成剧毒，暴发而出，则是具有传染性的疫疠之气。

五脏正气体用化的五味配置根据，是从《素问·脏气法时论》药物五味功用的辛散、酸收、咸软、苦坚、甘缓，以及五脏的苦欲、宜食而来，故这种配置具有人体五脏之气、天地自然之气和药物所具气味属性的统一性，是天地人三气合一的模式。因此经方模式的方剂，是治疗人体疾病的最佳选择。

由于体用生化的模式即是维护人体生命的模式，故调平体用相对平衡，是使五脏"正气存内"的基本方法，在《辅行诀》中有五种，即辛酸化甘调肝法、咸苦化酸调心法、甘辛化苦调脾法、酸咸化辛调肺法和苦甘化咸调肾法。此五种属扶正气使邪毒不来干扰之法，也可称之为"养生五合化法"。

养生防病法已如上述。但如前所引《刺法论》所说之"避（除去）其毒气"之法，即已经患病者，应如何祛除其病苦，使其正气恢复；仍有传染性者，不再传入他人，在经方中是如何体现的呢？

解决这个问题，在《辅行诀》中亦有五法，谓之"除病并行法"。实际上此五味并行，是相对五合化而言，指药物五味功能学说中，除五种两味相合化的模式可以产生出化味外，还有五种两种药味不合化而是并行其性的除病的模式，它们分别是：

1. 辛苦除痞

肝用味辛之宣散与心体味苦下同用，可开中焦脾胃升降失常之痞，又可称脾体味化味并行法；

2. 咸辛除滞

心用味之咸润与与脾之体味辛散同用，可软坚润燥，消磨饮食痰血，以除肺胃肠之积滞，因肺腑大肠与阳明胃经，均属燥金之经，又可称肺体味化味并行法；

3. 甘咸除燥

脾用之甘味缓与肺体味之咸润同用，燥为金西肺所主，有热寒之别。南火热灼津之燥，得甘之缓和则火之急躁减，得咸之润则液之耗得以滋而燥除；北水寒而坚凝为冰而地坼，甘之弛缓，可使闭藏于内的肾气得以松解而化水结；咸可助水之化而不冰凝，所谓咸水不冰则寒燥除。总之，无论寒燥热燥，均可用甘咸法除之，又可称肾体味化味并行；

4. 酸甘除逆

肺用味之酸收与肾体味之甘同用，逆是因体脏腑经络水液气血及五行阴阳之气交互升降的方向，趋向于反向于生理常规的一类病证。

段注《说文》谓："厥者，逆也。"

《素问·方盛衰论》谓："雷公请问：气之多少，何者为逆，何者为从？黄帝答曰：阳从左，阴从右，老从上，少从下，是以春夏归阳为生，归秋冬为死——气多少，逆皆为厥。"可见逆、厥二字义理相通，故逆证也称厥证或厥逆证。

逆为运行方向与正常者相反，《景岳全书》谓："厥者尽也，逆者乱也。"厥为尽，尽，为终极的意思，凡物极则变，在方向上也会有所转变，转为原来的反方向，或反的方面。如肝之经称为厥阴，是寒水阴气达到最盛极点，是将要转变为阳热之气的开始时期，阴阳之气不能顺接则为病，故此时的气化特点，与厥逆病相似，有上下不交之寒热厥，阴阳胜复之阴阳厥逆证亦多，《伤寒论·厥阴》篇是以酸收味之乌梅为主的乌梅丸为代表方剂。

肝之体味酸，功用在收，收有接到、收回、招回之意，治疗逆证，乃取其能收回违背正气运转方向的邪气，或称能控制和扭转事物极则反，转变趋向的局势；用肝之化味甘，是取其能缓，以缓和逆乱之局势，又可称肝体味酸与化味甘并行法。

5. 苦酸除烦

肾用味苦与肝体味酸同用可除烦。《说文》谓"烦，头热痛也"，《礼记》谓："烦，劳也"。烦为劳役过度，阴精阳气不能上承，心火热乘之而失养，神不得舍而胸失其安宁的证状。药用心之体味苦以坚闭其耗散之心血阳气，以复其精神；用心之化味酸以收降浮越于上焦之火热，则心神归舍而烦除，故又可称之为心体味苦与化味酸并行法。

以上五种相并而行法，为祛除五脏病证的法则。此五类病证，基本包含了常见杂病的病证，可谓之药味并行除五证法。

四、经方治疫疠用药法则

（一）阴阳五行合流的基本思想

《辅行诀》属阴阳五行合流的天人合一体系，在用药上也符合这一理念的特点，它表现在三个方面：

1. 该书分两大部分，一是五脏虚实补泻辨证，用药二十五种，法五行之地属阴，药用天阳之奇数，而且又把心火一分为二，另设一个属火又属土的心包络，以成偶数六为阴的模式；二旦四神方共用药三十种，法阴阳之天阳，药用阴偶之数，以属阳的寒热温凉四气为主；四神方法金木水火四行，又把旦方之阴阳合而为一，为五行之中土，是阴阳说中纳入五行之意。可见书中五脏虚实辨证和外感天行六合辨证的用药，亦属阴阳五行合流的理念。

2. 五脏是由五行扩展而来，而五行又分体用，体用有阴阳之义，是阴阳五行合一之论。

药的体用归属，补泻方是以药的五味为主，属五行系。

药之味乃对其四气而言，在外感天行方中主药系依其气而定，气属阳，味属阴，在用药的性味上，亦为阴阳五行合流的模式。

3. 五脏补泻为五行系统，六合三阴三阳辨证系阴阳系统，二者所属的系统似不统一，但是如前所述，五行中增入心包一脏，已有阴阳之义，六合辨证中把主升和降的二旦看作一对阴阳，而属中土，则为五行辨证，如此则已符合阴阳五行合同流模式。

外感天行病的名称本包括疫疠在内，但外感天行有传染与否之分，其疫疠之类则是人传染性者。从《汤液经法》第一传承人张仲景所著《伤寒杂病论》是其治疗死亡率很高的伤寒病来看，其时的伤寒即包括传染病在内，而且《辅行诀》治外感天行的大朱鸟汤下，已标明治"恶毒痢，痢下纯血，日数十行"了。可见疫疠的治法，在外感天行中并未特指，而是包含在常规法则之中，或者只是病的程度深重而已。因为此三字仅见于朱鸟大汤下，在小汤仅描述为"时下利纯血，如鸡鸭肝者"大汤证比小汤证要深重，是其规律。

因此，笔者认为，经方治疗一般或轻型外感天行病的用药法则，即是二旦四神方小汤的治疗法则。病深重危急者，甚至是其暴烈者病涉他脏，正气微弱衰败者，已有脏气受损，有五脏虚实证候，甚至以虚实内伤证为主要证候者，则当兼用治内伤法，或纯用补泻法救治。

（二）外感天行病的三大法则

外感天行病六淫、发病、诊断、辨证、处方、用药各个环节，均与古代天文气象学有关，而天文气象的变化规律，源于日月星辰的运行和地理特点。据此《辅行诀》提出了诊疗天行病的三大法则。通过深入细致的研究，笔者认为此三大法则，不但适于天行病，同时五脏虚实病的诊疗亦有关联，可贯穿医事活动全过程。

外感天行是阴阳学说中纳入五行，就是把二旦四神方中四神分别与五行说中的金木水火对应，二旦方分阴阳上下与中土对应，形成五行六合辨证合一的模式。

1. 金木交互

金木为一对阴阳，是事物生成过程的开始和终结，这种运动变化，地球自转形成日月昼夜交替现象的象征。这种金木交互易位现象，是肝属阳主温升，宣畅发散，位在东，临大海，地势卑而气湿；肺属阴主凉降，清肃收重，位在西，处高原沙漠，势高亢而燥这些根本对立的差异互相转化的过程，如"走了太阳来了月亮就是晚上"，即是金木交互的过程。一旦金木不能交互而运动受阻，则肝肺脏气隔离。肝不宣散温化，则气机郁滞不达、水湿壅聚冰伏而燥不润物，则成肝木春温邪（毒）之病（或疫疠）；肺失清肃收降，暑气当退不退，则气逆上冲为喘，暑气蒸蒸外泄为汗，津液耗损而燥渴为肺金秋燥邪（毒）之病（或疫疠）。金木交互的法则，是调整金木隔离所致燥湿淫邪所表现的证候。

金木交互大汤方剂的组方用药规范如下：

（1）肝木大青龙汤

先取气温升轻宣湿郁的麻黄为主药，然后取补肝补肺之小汤合并一处，共用八味：桂枝、干姜、五味子、山药（小补肝），麦冬、五味子、旋覆花、细辛（小补肺）。用土中火药炙甘草代替土中木药山药，用金中木白芍代替金中金麦冬，用火中火药半夏（请参《药性探真》以明其理）代替火中木旋覆花。如此，则形成了共八味药的大青龙汤：麻黄、桂枝、干姜、五味子、炙甘草、白芍、半夏、细辛。

在制方过程中，对补肝肺小方虽有三处改动，但所换之药与原方中药物匀属同味之品，只是五行互含位次有所变易，因此大青龙汤仍是补肝肺之形格。既有补肝温升阳气以祛寒，宣发畅散郁气湿聚的功能，又有下气、收降，导水归海的作用。妙乎哉青龙，确具上能升天，下能潜海，金木交互，收发有序，使阴阳气交顺达不痞之效。

（2）肺金大白虎汤

先取气微寒（凉），质沉重，性收降，具收敛之功，味当以酸论的石膏为主药。再将补肝肺大汤药物列出，共14种，其中五味、旋覆、竹叶三种在二方中重叠，各舍去其一，共得11味，它们是：桂枝、干姜、五味、山药、丹皮、旋覆、竹叶（大补肝）、麦冬、细辛、生地、炙草。根据四神方用药七味之说（独青龙用8味），此11味亦按肝肺补方（此用大方）合计，当除去6种药，通调其味属，再计入主药石膏，始合金木交互之法制，今试调之。

白虎由补肝肺方合并而来，仍保留补肺之君麦冬，去其佐臣五味子，相当减去一种；炙草与山药均为甘味，后者为补肝之化味，去之而用炙草，累计减去二种；旋覆、半夏皆治痰水之品，但仲景已明言半夏补肺（《金匮》黄芪建中汤下谓"肺气虚者加半夏"），故舍旋覆而用半夏，累计减去3种；生地味苦，治血，丹皮虽咸，但所治亦在血而不主于肺，故舍此一咸一苦，独取半夏之咸，累计减去五种；桂枝辛温与肺之清肃不谋，故取性平之粳米以代之，《内经·金匮真言大论》谓其系肺之谷，味辛，此谓脏以五谷为养，粳米养肺故用之；另有肝肺补方中用干姜，大白虎汤为治热者，应以生姜代之。上述调整，基本保持了原补肝肺大汤的药物味属，调整后的药物组成，仍兼有酸辛化甘和咸酸化辛调肝肺失调的格式，此大白虎汤方药如下：

石膏 麦冬 炙甘草 粳米 半夏 生姜 竹叶

大白虎汤可使大热大湿的暑气内收而降，可治湿热之邪积伏胶结暴烈之疫疠。暑为阴气初生之季，火热积蓄，而水受热蒸腾而湿亦至极，此热伏着于湿，初生之阴不得变更其气而伏潜其中，致立秋之后始可出"伏"发为疫疠，故长夏之季又称伏。白虎为西方战神，白为西方之色，虎为杀伐之神，有威风之仪，暴烈之性，足以镇摄收敛其湿热俱盛之势，使热伏于湿，阴伏于夏的疫疠之气得以消除。同时因热灼津液所致的口渴，和伏邪蒸腾的大汗也得以解除。

2. 水火既济

水火为一对阴阳，是四季寒热交替最明显的象征，这种运动变化，是地球绕太阳公转形成的。水火既济是指心火肾水之气交互济的机理。火性炎上，其气常需下交于肾以温化其水；肾属水，水性润下，其气常需上交于心以济其火；我国地处北半球，南方受太阳辐射强而北方弱，故云南热北寒，火为阳水为阴，水火既济则心肾相交。

夏热火之气过亢，则损伤心气，"心气不足"（《辅行诀》小朱鸟汤条）热盛为火邪（毒）；肾水不能上承以济之，则火邪独亢，伤及心之阴血为燥，神不守舍烦热不安，血燥妄行而下利；如进一步加重，则成为"恶毒痢"（《辅行诀》用名，也是一种疫疠），便次多而见消瘦、腹痛等内伤证候。

若冬寒之水气太过，损伤肾气，《辅行诀》称为"肾气不足"，甚则称为"肾气虚疲"，虚寒而得不到心火下降的温煦，则寒凝水冰而地坼裂，是为寒燥病（或疫疠）。证见肾气虚疲、少腹腔中冷、小便不利、大便溏泻等证。

水火既济的法则，是治疗水火不济所致寒火淫邪（或疫疠），及其寒热对水湿的不同作用所致的病证。治疗所用方剂，有朱鸟类的清滋法和玄武类的温渗法，其大方的组织方法如下：

（1）大朱鸟汤

此方为治心火不降而亢盛在上，阴血不得滋润躁动下出，神气失舍而虚烦不安之证。其治当清除亢害之火邪（火毒或疫疠）之气。另一方面，还须滋润火毒灼伤所致之燥，以安神止血，此既济水火之大法，即是使肾水滋润之品，上济于心，使其燥除热解，精神相合。《辅行诀》谓"鸡子黄为主"。然鸡子黄一药，虽有滋补精血的记载，却未见能清热的文献。虽然《外台》治温病记有用鸡子清的方剂数首，但所用均系鸡子清，反而有人认为白凉黄温者。故此方中之清热药，当是黄芩和黄连二种。

据业师张大昌先生"诸畜皆味咸"的说法，朱鸟虽不为畜，但是四神中唯一的飞禽类动物，有血肉之躯以咸论之，当不为过，故鸡子黄亦可与阿胶皆以咸味论，大朱鸟汤中就有两咸两苦之数了。

上述四药中，两咸为心火之用味，两苦为心火之体味，苦咸化酸为心之合化，若为等量，虽不能调平心之体用失衡，却可增其体用化机，化生出白芍的味酸。

大朱鸟汤由补心大汤变化而来，大汤是小汤加入子脏体用味而来，我们不妨将大朱鸟与大补心并列以观其有何法则的差异：

大补心汤：丹皮、旋覆、竹叶、萸肉、人参、炙草、干姜；大朱鸟汤：鸡子黄、阿胶、黄连、黄芩、白芍、人参、干姜。

从上述两方的排列次序看，朱鸟汤的前四味，鸡子黄、阿胶两咸对补心之两咸丹皮、旋覆，"水中火"黄连和"水中木"黄芩对"水中金"竹叶，"金中木"对"金中火"萸肉；朱鸟汤中用心之用味、体味各两种，并有心之化味用"金中木"白芍，代补心汤之化味"金中火"萸肉；朱鸟为平调心之体用生化之方，补心汤用味与体味之比为二比一，为补心之剂。

此外，大补心为小补方加子脏小补方去化味，用参、草、姜，用、体之间比为二比一。大朱鸟汤，只取子脏脾土用味参及体味姜，亦调整而非补。

总之，既济水火大朱鸟汤与大补心汤，在按味取药的原则基本一致，五行互含位次的取舍有所不一。

（2）**大玄武汤**

玄武为北方水神，其气寒冱地坼，故常欲得心火下降以温化冰凝，然此心火当非是显明之君火，应是代君行气之相火。相火为阴中之火。夏至为一阴生之时，有阴气渐长之势，至立秋一段时间虽仍属夏季，而为长夏。夏火之季中，长夏为阴而湿热俱盛，其火即相火；此火之所以能下交于肾，是因为其初生之阴的渐趋势强，阴盛则阳退。初生之阴如秋凉之虎，伏而不出，暂称之为"伏虎"。此伏虎非"忽报人间曾伏虎"的"伏虎"，而是初生的"秋老虎"伏藏于暑期的阶段。立秋之后伏虎乃出阳夏而入阴秋，直至入冬而藏至盛极。这个阴初生到至极的过程，正是相火下降至肾水的过程。而此肾水中之阳，即心下交之相火，即所谓冬至一阳生之火。此即藏冬初生之阳，在冬季中属潜龙勿用阶段。伏虎入冬至极之时，即是"一阳生，潜龙在渊"之时，所谓"见龙在田"即是潜龙上升出土（阳土），所谓"利见大人"，即是有利于寒水凝冰温化为水之事。心相火下交于肾的过程，实际上即是阴土长夏和阳土藏冬之季，气的阴降升阳过程。

这是大玄武汤为何用温渗法，即是水土合德，既济水火之剂。同时，通过对长夏湿热俱盛属阴土，藏冬为寒水而藏火属阳土的表述，使火土一家、水土合德等问题的含义，有较明确的认识。

大玄武汤由小补脾汤（参、草、姜、术）和肾着汤（术、苓、姜、草）合并加减而成，有崇土制水之义。

本方取气热味辛之附子为主，取上两方中之姜，以助附子温化冰凝，再取苓、术淡渗利其水湿；参、草另加芍药益气调中，芍、草同用益阴血，参草同用助脾气，有调和阴阳之功，增强其既济水火。其方药如下：

茯苓、白术、附子、白芍、干姜、人参、炙甘草。

3. 升降阴阳

《汤液经法》时代，道儒思想的太极元气学说已经成熟，《汉书》"太极元气，涵三育一""太极中央元气"的说法及"太极生两仪，两仪生四象""道生于一，一生二，二生三，三生万物"的儒道宇宙生成论融合为一。升降阴阳，是表述太极所生之两仪（即阴阳）的升降运动规律的法则。

由于阴阳五行合流的时代特色，对中土主时与否的问题，也运用了融合的方法。它的主要根据是突出了天文气象学中的斗建体系，运用北斗七星的运行规律，与二十八宿体系密切结合，把西金东木做一对阴阳，北水南火做一对阴阳，把四方的中央当作土，与四方共同作为五行而论。

但是如此而论则中土有位无时，故又将中土安置在长夏之位，从属于夏季之中，如此则在时间上仅为它季之半（45天），故又在冬季之后期（45天）亦属中土，如此一年中虽上半年和下半年均有中土而有寒、热可分之季，在五行层次却仍不便称为阴土阳土，否则五行会变为"六行"。名正言顺的解决中土的阴阳配对，还是在中央位置上，以上为天，下为地，与四方并列为六合以示立体概念较为合理。

如此看来，以五行论脾土属于"阴阳不测"一类，符合《内经》属"神"的概念。中央土虽保持了与金木水火同为五行的关系，又较它行高出一级，成为六合中的上下阴阳而称阴土阳土。此阴阳两土，并可分统四季。阳土统领由立春到秋分的上半年，主春夏两季，主气温渐热，主阳气的升发；阴土统领由立秋到下一年立春的下半年，主秋冬两季，主温度渐趋寒凉。就阴阳两类的名称，一般而言是阳主升，阴主降。故此处依《辅行诀》原文亦写作升降阴阳，即升降阴阳脏气之义。但是此词中降阴二字，易被误解为降低阴寒之气，使温度增高之义。此问题陶氏已注意，且在原文中，称阴旦汤为扶阴这剂，意为扶持脏气下行，增强排泄，使寒冷之气渐增的意思，在此做一说明，以防误解。

阴阳二土所主时间之分，决定着其方剂的命名。《说文》："旦，明也，从日见一上；一，地也，凡旦之属，皆从旦。"

《周易·系辞》谓："悬象著名，莫大乎日月。"日月是最大的阴阳代表，太阳为阳热光亮的来源，故太阳表示阳气；月为地球的卫星，绕地而行，十二月为一年，月虽无光，却可反照太阳之光而为光，故月可代地而与日并称为阴阳。

一年中，阳气最大的时间是夏至日，阳的来源是太阳。夏至日太阳出在东北艮位，此时原在渊之潜龙跃升为见龙在田，称之为阳旦，之后，阳气开始升发渐至显明热极。每月绌日（农历初三）傍晚，弯月悬于西南坤位，此时原在高热重湿之季的伏虎，如出庚下山，称之为阴旦，之后，阴气开始收降渐至幽深寒极。

《素问·六微旨大论》谓："升已而降，降者谓天，降已而升，升者谓地；天气下降，气流于地；地气上升，气腾于天。故高下相召，升降相因，而变作矣。"

又谓："出入废则神机化灭，升降息则气立孤危，故非出入则无以生长壮老已；非升降则无以生长化收藏，是以升降出入，无器不有。"

中土作为太极元气的代名词，是两仪层面的脾土，充分表达了中土的崇高地位，此中土脾是广义的脾，有以脏统腑，不分阴阳的意义。因此，它具有清薄和浊重之本，仍是不分清浊的混沌元气阶段。积清为天，重浊为地之后，才属天地阴阳元气阶段。

两个不同阶段，对主剂组药规则的影响也有所不同，前者是后者的基础，前者取名混沌元气汤，简称混元汤，有补益元气，而不具升降运动的作用；若加入大枣一味，刚为阴阳二旦汤的方根，具有升阳扶阴的功效，其中大方，是统治五脏虚实和外感天行的方剂。先将混元汤之组方义旨列下：

混元汤由姜、芍、草三味组成，其中姜味辛气芳属阳，芍药味酸气平属阴，姜草化苦调脾土而升阳，芍草甘酸并行除逆益阴，三味同用，符合辛酸化甘调肝升发之基。符合混沌元气混然淳朴，不事运动之旨；若再加大枣一味，则为二旦方之根，因其物皮红肉黄，既有火土一家之象，其肉又有吸水保津而泥，水土合德之义，故可加强脾土为升降出入的中枢作用，促进金木、水火的气机交互，达到内伤五脏和外感天行病的痊愈，故混元汤加大枣共四味可为二旦大小四方的方根。

前面所立的混元汤，即无极的清浊二类，还没成为二仪的名称。到两仪阶段，清浊二者变成了两仪即药物由混元汤中加入大枣，被称作二旦方根，还没有成为四象故不能称为元气汤，只能叫方根。如加了桂、芩则二旦有了阴阳分类之后，则四味药的方根可以称为太极元气汤，也就是说，在大小二旦汤中，四味药的方根，就有了太极元气汤的资格。

中土上下分论，阴土脾脏和阳土胃腑分主上半年和下半年，二者之间就产生了气机升降的差异。这种运动变化，是以元气之中极为枢的圆运动，即《参同契》所谓的"升降据斗枢"，亦即五行之中土，它是金木与水火气机升降的关键。

然而此阴土阳土是以脏为阴腑为阳而分，其升降出入不是分别阴阳的标准，因为中土在方位上是四方上下的中点，而具有诸方向的分散点和集合点的双重作用，在时间上，则可为过去和未来、急速和缓慢的分界点，因此只用升降出入核之，则不无失统之嫌。所以在阳升阴降的前提下，还要考虑到双方都存在自身有升必有降、有降必有升的潜在规律，避免发生理解上的混乱。

如阳土胃为纳入和贮藏水谷之处，水谷在此得渐升之阳热的腐熟，由心腑小肠承接而泌别清浊，其清者被赤化而随阳气趋升之势，及其所系之足阳明经脉，自足向胸运行的方向上升，归于心以营养全身；其谷气之糟粕则由阳明手经所系之腑大肠，传道至魄门而排出。

由此可见，阳土胃所主肝木心火，是阳热之气趋升而生清的时位；然而在同一属阳的时位上，清升则浊降，阳长则阴消，故也有谷气之糟粕降下排出的一方面。

阴土脾与胃是表里关系，以膜相连而代胃行其津液，即脾主胃收纳水谷腐熟后的水液部分。

水液之清者为津，浊者为液。足太阴经脉所系之脾为三阴之长，其布精散湿作用可使水液之精华得以布散周身，与其相连之手太阴经脉所系之肺，也可通过主一身之气的作用，使水液气化如雾而润泽周身，或随其经脉由手走头的趋势而上升，即所谓脾的升清作用，其"升清"实际上是手太阴肺经的作用。

水谷液体部分之清者，经脾肺布散全身，所余之废浊部分，随肺鼻窍之呼气和皮肤之毛孔外排而出；或通过其所系经脉足太阴脾经，从头走足，自上而下的趋降之势，使水道三焦经脉的运行畅通，下归膀胱而排出，此即脾土所谓渗湿利水的降浊作用。这种降浊作用，主要是由脾的经脉运行趋势向下来完成，其呼气和汗液由内向外的排废功能，是由肺来完成。

由此可见，阴土脾所主肺金和肾水时位，是阴寒之气渐盛而浊气外泄和下排的时位。然而，在同一属阴的时位上，浊气多则清气少，阴长则阳消，故在降浊气化为主的时位上，也有升清气化的一方面。由此看来，世谓"脾主升清，胃主降浊"之说，不无可议之处。

阴阳二旦汤是升阳和扶阴之剂，所升是阳气精津，其所扶是阴水营液，以及它们的排废功能，即所谓使清者升，浊者降，精微升，糟粕降，达到人体新陈代谢的正常运行。

小阳旦汤系在四味药的方根中加入桂枝一味即可，桂枝气温芬芳，味辛，宣阳散寒醒脾。名为升阳，实为阳明之阳，即阳气少时（少阳）与阳气盛大之阳（太阳）合而显明（显明、阳明）之意。主治天行发热，自汗出，恶风，鼻鸣干呕等证。方在调整中土升降气机的基础上，加入桂枝升阳宣畅气机而益胃之品，以增强腐熟水谷而排降糟粕的作用，则外感天行之寒凉阴邪被除，气机得畅通而无热火可发，卫阳外固则不恶风，营阴内守则自汗止，阳明经脉行于鼻，气不升则鼻塞而鸣，胃气上逆则干呕，胃气得升则气塞得通，逆上之气得下，而鼻中塞而鸣响干呕诸证皆除。

小阴旦汤是在四味方根中，加入气平味苦寒之黄芩而成。名曰扶阴，实为扶助脾阴土，及所统的太阴肺和少阴肾的燥寒。主治天行身热，汗出，头目痛，腹中痛，干呕，下利。其苦可坚收暑之身热及湿蒸之汗，苦还可使气机趋下而上焦头目痛止；同时因气机升降失序之干呕、腹痛、下利亦得止。

二旦小汤所治均为外感天行之轻证。其方后煎药服法中，小阳旦汤啜热粥一碗，小阴旦汤后啜白酨浆一器，以助药力，均是助其补益脏气之虚损之意。若天行病情深重，或疫疠暴烈，正气损耗甚至虚衰，则宜在小方的基础上各加入相应的扶补阴阳之品，成为二旦大补汤。

为方便对照，先将二者《辅行诀》所载方药组成原文列下：

大阳旦汤：治凡病汗出不上，气息惙惙，身劳力怯，恶风凉，腹中拘急，不欲饮食。

黄芪五两　　　人参　　　桂枝　　　生姜各三两
甘草（炙）二两　芍药六两　大枣十二枚　饴一升

大阴旦汤：治凡病头目眩晕，咽中干，喜干呕，食不下，心中烦满，胸胁支痛，往来寒热者。

柴胡八两　　　人参　　　黄芩　　　生姜（切）各三两
甘草（炙）二两　芍药四两　大枣十二枚　半夏一升

从上述大方条文与小方对比可见小方主治文，冒头均是"治天行"三字，而大方则均是"治凡病"三字。这表明《汤液经法》本来五脏虚实证与外感天行病疗是相通的，小方证服药法啜粥或白酨浆，也是补益五脏之气之意。大方中亦有谷物所酿之饴，谷物之精，因大方较小方病情深重，脏腑损伤亦深亦重，所取谷物亦较精微。大阴旦汤中，虽无如阳旦中有饴一升，却有半夏一升，亦是补益脏气之意。因为张仲景在《金匮·虚劳》篇黄芪建中汤下，已经有肺虚者加半夏之说。药用半夏根块，生于"夏之半"，采收于秋分左右，其成长过程正是肺阴之气渐盛的时期，故有补助肺的作用。肺属阴，主一身之气，大阴旦中用之，当是此意。仲景提到半夏补肺的黄芪建中汤，正是此处之大阳旦，大阴旦汤与大阴旦汤阴阳相对而皆可有用半夏的机会，值得让人深思。

五、气交三法的反思与三大统一

（一）外感与内伤病用药法则的统一

《辅行诀》五行气交三大法则，不仅适用于外感天行，在五脏补泻方中也有体现。虚劳五补汤的组方法则与二旦大汤完全一致，如虚劳补脾之建中汤与大阳旦汤证甚至药品也完全一致。治外感天行四神方的用药与五脏补泻法则亦基本相同，如治天行大青龙方用药，与小补肝小补肺合并用药基本相同。

阳旦汤之名，本太阳升起于东方，故其方在方根上加用肝木辛温药桂枝为小阳旦；大方中桂枝与白芍之比由一比一，变成一比二（桂枝三两，芍药六两），桂辛属阳，芍酸属阴，倍芍而用，明显有增重补阴药的意思。

阴旦汤本每月绌日月芽由西方升起，故其方在方根中加入苦寒之黄芩名为小阴旦；大阴旦汤组成，与虚劳五补所谓的原则也有所显示，但有的五行互含位次不符或原文无载。在此类方中，与虚劳五补草木药三味的对应情况如下：

虚劳五补汤草木药三味法则是"制其所克之主，承以所生之同"，用克本脏中之泻法，补法和泻法的君药同用，用体味药量倍于用味量的方法显示属于泻剂之意，这是"制其所克之主"之意。"承其所生之同"即是除了上述二味药之外，还要用本脏之主味（即用味）中有生本脏五行属性之名位药，如肝以辛为用味，水生木，取木中水干姜，即是所用之药。

柴胡味苦寒，用量为八两，系心火之体味，五行互含位次表中无此味，用量当为心用味咸药的一倍。方中所用半夏量为一升，据陶弘景《本草经集注·序》谓"凡方云半夏一升者，洗竟，称五两为正"，则当为五两。如此计则柴胡应用十两，方中少用了二两。但是，笔者疑此方有误，或是芍药与半夏用量有互易之嫌。因芍药用量为四两，正是柴胡之半，而且若是芍药用量为五两，正好切合大阳旦汤中黄芪用量，而且黄芪温升补气，芍药凉降行血，正是二方中对应之品。若果是如此，则方中为柴胡八两，半夏四两更为合理。

至于方中"承以所生之同"者，按意当用金中土药五味子，但如上所述，当是金中木药芍药，味虽同而职有异。

由此可见大阴旦汤亦基本符合虚劳补肺之法，而且大阳旦虽以建中补脾名之，实起源于太阳从东方升起，阴旦起源于月亮初升于西方，二方有代表日月初升而分天地阴阳之意。

二方的组方法则有天行病与五脏虚实组方法则的基本一致，前述天行四神方与五脏补泻方的用药基本一致，都说明了五脏虚实和外感天行病有着高度的密切关联，可以达到治法上的统一。如我们通常所谓的"扶正祛邪""祛邪复正""攻补兼施""安里攘外"等均属此范畴。

笔者认为，这种统一，有其一定的生理病理关系。因为无论外感还是内伤，其天人合一思想指导下的阴阳五行合流学说，都是辨证基础，而且无论内伤或外感，它们最终都会影响到气血津液的变化，而产生统一的辨证表象，这是客观存在的根据。同时这个问题也是历代学者所觉察的，有丰富实践经验的问题，有待进一步发扬和提高。

（二）伤寒与温病学派的统一

《汤液经法》本来是一切病的经典，没有外感内伤的明显区别，张仲景系《汤液经法》第一个传承人，他的书名亦只名为《伤寒杂病论》，但其内容应是包括内伤、外感、救急开窍三部分。其中外感部分被王叔和分离出来，称之为《伤寒论》。其实《伤寒论》治天行病亦是包容着一切外感病，包括全部六淫所致的病证，包括与"寒"对应的"温"和"热"病，也有"温"病的特别提醒，《辅行诀》中也有"天行病""天行热病"的区别。

隋唐之后，《汤液经法》传承的失真，历史上学术断层，经方理念渐次淡薄，致使金元医家在古方不能治新病的理念指导下，创立了温病学派。至清代已发展成熟，至今仍呈现一独立派系规模，但已有需与伤寒整合的苗头。笔者认为，温病与伤寒学派不存在根本的学术冲突，如用《辅行诀》的理论，剖析《汤液经法》和《伤寒论》，达到两个学派的融合为一，是很有希望的。

《辅行诀》阴阳二旦大汤，是全书理论的制高点，它是阴阳与五行融合为一的产物，在阴阳学说中代表了阴阳两大类，以阴阳二旦为名；在五行学说中代表了"后天之本"脾胃，而在脾胃二字上冠以阴阳。关于外感和内伤病统一之说已如前述，谨将六淫在天行病中的作用和影响述后。

阴阳天地之气的升降交互，产生了四季的更迭交替，这种运动变化形成了风寒暑湿燥火六气，此六气是人体新陈代谢正常活动的需要，是天地的正气。一旦天地自然之气的升降失常，导致六气的运行紊乱，失去正气的功能，则被称之为邪气，此邪盛正衰而成病，故称为六淫。

此六淫之气性各有同异。其中风是空气受气压的变化而流动的现象，它无时无位，无所不入，性急速，多变善动。风邪之气为百病之长，故在《伤寒论》三阴三阳各篇均有中风的条文，无固定位置故称无位（虽有"神在天为风，在地为木"之说），神为"阴阳不测"，在天亦是无位，在地为木，是借木为位。因风性动，草木风吹则动，故称其在地为木；因无时故春夏秋冬四时各有其风，无固定时间；五脏六腑、四肢百骸无所不到，如头风、肝风、肠风等病名，故云无所不入；病情急速、抽搐、痉挛、等亦称风；另外还有大风苛毒，表示风大而损伤大，或风向特殊，如从下到上的旋风、风力很大的台风、龙卷风，病名可见大麻风、疠风等。

总之，风邪所涉病种太多，不易归类，几乎包容全部病种，故有"在天为神"之说。神有"阴阳不测"之意，不宜与它邪可分阴阳者相提并论，即不可用阴阳来定其名。阴阳即"太极"所生之两仪，两仪是没有运动的阴阳，它是没有气的阴阳，只能叫两仪。"仪"有了运动即有了气，成为能生四象的阴阳。故此风只可以当作具有"神"特点的中土之气，也就是属中土，分阴土脾和阳土胃，此阶段的中土淫邪，已经与四象非同一等级，不宜与它邪并论，如此则六淫变成了五淫。即寒热燥湿风。

本来由于长夏的设立，在上述五淫之中还存在一个火与暑重合，实际仍为六邪的问题。夏季属火是很好理解的事，却因长夏季节的出现，使夏季的气候特性多出了一个湿热兼挟的暑。夏季之气热是当然的，暑季的湿，是因当时已是太阳之热已达极致，开始日渐向衰减发展的阶段，而且由于热的积蓄作用，实际温度仍在日渐上长，直到立秋。此时的实际热度才是极点，由于热以水的蒸腾使湿气亦达最高点。据此可知热火为夏季的主要气候，暑只是表达了实际火热的程度，湿虽亦为最重的阶段，但仍是由热极的影响而来，故热不必要分火和暑两种，仅以一火字示之即可。则淫邪数可用五数计，但是根于风不具备独立名堂的资格，故五淫又变成寒热燥湿四名，这就是五气化四。

这个问题有一点需要说明，即火有君相二名，即火当一分为二的问题。笔者认为，相火之说最早见于《内经》王冰所补运气七篇，之前并无相火一词，《汤液经法》时代尚无君相之分。《辅行诀》两套心补泻方中间有一段话为："心包气实者，受外邪之动也，则胸胁支满心中澹澹然大动，面赤目黄，喜笑不休，虚则血气少，善悲，久不已，发癫仆。"思其义，当为心不受邪，心胞代心行气之义，或亦为火有君相之分的前驱信号。

寒热燥湿四淫可为四象四方二对阴阳的代表，其中寒热为一对阴阳，以南火热北寒水而言温度；燥湿为一对阴阳，以西凉燥东温湿而言燥湿度。四淫中之寒热，决定于太阳照射时间的多少及幅度的大小，燥湿取决于地势之亢卑，即所谓的"天气只一寒热，地气只一燥湿。"这就是四淫化二。

由于地气从属于天气，水湿的气液冰三态变化，取决于太阳热火能的多少，故温度决定着水的三态。水火的盛衰决定燥湿度的大小。另一方面，六淫之邪的变化虽然气象万千，最终不越寒化和热化二条归宿，故亦可统于寒热之下。这就是二淫化一。

如此而论则六淫之邪可以为寒热二邪为核心，风邪可与燥湿相兼而称风燥或风湿，也可与寒热相兼而称风寒或风热；风、燥、湿三邪本身也均可寒化或热化，但寒热为燥湿之主导，热不能兼寒燥，寒不能兼热燥。

寒热二邪为天之气，有气无形，可辨病之性；燥湿为地二邪之气，有形有质，可辨病之位。在临床上常见热极生寒或寒极生热，或寒热交叉并见，或热厥往还，寒热去来的现象。寒热二气是以太阳辐射为主导，是一切生物生命运动力的根源。无论寒热存在的形式多么复杂，只要掌握了阳热的特点，阴寒的情况亦即了然于心。

很难令人想象，一个不懂温病的医生，能够精通伤寒的治疗；同样，一个不懂伤寒的医生，也不会精通温病，因为二者不是非此即彼的对立关系。

而且广义的伤寒本来就包括温病在其中，《伤寒论》中已有有关温病的条文。即便以狭义伤寒而论，论中亦当有其鉴别的条文可辨，如程仲龄《医学心悟》谓："一病之寒热，全在口渴与不渴，渴而消水与不消水，饮食之喜热与喜凉，烦躁与厥逆，溺之短与赤白，便之溏结，脉之迟数以分之。"

因此可以说，《伤寒杂病论》本来就是包括温病在内的著作，乃是综合论述外感天行病的暑作。从其所承的《汤液经法》来看，《汉书》称其"辨五苦六辛，致水火之齐，以通闭解结，反之于平"，笔者认为此"致水火之齐"即是达到"水寒和火热两剂"的目的（《史记·扁鹊仓公列传》谓"臣意饮以火齐汤，一饮得前溲，再饮大溲，三饮而疾愈。"据笔者考证，淳于意，是《汤液经法》西汉文帝时的最早传承人，可知火齐即清火的中药，水齐当为温阳利水之剂），而且，《史记》此段文字开始，就指出此"水火两齐"的制作，是"本药石石之寒温"按病的轻重，借药味之多少，按四气五味来制作的，重点突出的就是寒温两剂，与我们上面所说的"二淫合一"的模式完全吻合，所以提出达到伤寒和温病学派的统一，并非空谈，亦非标新立异之举，只是意在恢复方剂经典《汤液经法》的本来宗旨而已。

（三）经方制剂用药法则的统一

经方作为中华民族智慧的结晶，为人们抵御疾病、维护健康做出了巨大的贡献。其组方用药的法则，是经方的魂魄，是国学文化精髓的积淀，但只至"科学"昌明的现代，尽管近年有研究《汤液经法》择要之作《辅行诀》已在学界初露锋芒，五脏虚实病用药法则基本完善，但天行病二旦四神方的用药法则依然迷茫不清，有待进一步发掘提高。

笔者认为，天行病组方用药的法则，是基于五脏补泻方法则之上的，它们的不同之处，在于所取药的气味之偏，五脏病属阴，属地，用药重在五味；天行属阳，属天，用药重在四气，即所谓"地食人以味""天食人以气"之理。至于《辅行诀》详于地而略于天的成因，是陶氏没有发挥尽致，还是所见原始资料的残缺，则需要考证《汤液经法》的发展过程，才能准确判定。为此笔者据多年考证情况，简编其有关情况以初步分析。

1. 淳于意时代之前

一般认为《汤液经法》为商圣相伊尹的托名之作。《吕氏春秋·五味》伊尹答汤王说："……调和之事必以甘酸苦辛咸，先后多少，其齐甚微，皆有自起。鼎中之变，精妙微纤，口弗能言，志不能喻，若射御之微，阴阳之化，四时之数……"《资治通鉴》载："伊尹作《汤液本草》，明寒热温凉之性，酸苦辛甘咸淡之味，轻清重浊，阴阳升降，走十二经络表里之宜。"

上两史书所载，所记均是伊尹与汤剂有关的问题。前者是伊尹用丰富的烹饪知识与汤王讨论治理国家的策略，说治理国家，也和烹饪技术，五味配合的多少、先后、分量在制剂过程中，有很微妙的变化，有很深奥的道理，不是一下能说清楚的。后者主要说伊尹汤液本草，有药物四气五味，清轻重浊，升降阴阳和经络表里的理论。

《吕氏春秋》系战国末，吕不韦及其门客在公元前239年完成；《资治通鉴》为北宋司马光（1019～1086）等在1084年编成。二者都说明伊尹具有高深的药物制为汤剂的理论。尤其是前者，是先秦著作，《汤液经法》的问世，应稍晚或同时，即便《汤液经法》是托名之作，亦应有组方法则在其中，否则与战国末已有伊尹精于"调和之事"及奥妙变化的说法不一致而令人生疑。如此可以断定，无论《汤液经法》是否为托名之作，其问世之初，都应当具有严密的组方用药法则。

以下，我们依照时间顺序依次推导《汤液经法》问世过程及其社会境遇情况，直到被封闭于藏经洞，一切迷茫将会云开雾散。

战国末，稷下学宫（临淄，今之淄博）阴阳家学者邹衍，倡导阴阳五行合流学说，《汉书·刘向传》载，他著有一部修道延寿的秘方之书《重道延命方》，他应当是国医理论奠基者之一。他是当时的齐国人，即现在的济南章丘区，生于公元前324年，卒于公元前250年。在他支去世当年或稍早数年，临川（今之山东寿光县）一个男儿出生，名叫阳庆。此人家甚富，无子，虽有较高深的医术，却不经常为人看病。到西汉高后八年（公元前 180），阳庆约已 70 余岁，无子，其同胞异父的弟弟公孙光，介绍一个 25 岁的人跟他学医。光亦精于医，传古方，学秘方，已将自己的技术尽传此人，因见此人很有发展前途，故又把他介绍给兄长，收之为徒。此人叫淳于意（约公元前 215～约公元前 140），祖籍临淄（今之寿光），少而喜医方术，阳庆遂以禁方予之，又传黄帝、扁鹊之书，五色诊病，知人死生，决嫌疑，定可治及药论，受之三年。然左右行游诸侯，不以家为家，治病人，必先切其脉，顺者乃治之。败逆不可治者，即不为人治，病家多有因此而怨之者。

西汉文帝四年中（公元前 176），淳于意 31 岁，（有人考证当为文帝十三年即公元前 167 年，当从）被人诬告，判肉刑。其五女缇萦，随父西去长安，诉讼获准，其父免刑获救。文帝在审理此案时，将意所供保存，后来被编入《史记·扁鹊仓公列传》中，后人名之曰《诊籍》，业内称之为最早的医案书。其中文帝问仓公收徒教学情况时，其中有一句话是说冯信学的内容是"案以逆顺论药法，定五味及和齐汤法"共十五个字，这不正是《汤液经法》之意吗？淳于意之师公乘阳庆生于战国末，历秦汉，家乡曾是稷下学官的所在地，同乡兼稷下主要学者之一，阴阳五行合流的倡导者和完成者邹衍，虽无缘长期共处，却可以有文化底蕴的一脉相承，从《辅行诀》火土一家和水土合德的理念来看，正是邹衍学术的发光点。尤其是在先秦文章一般无正式书名的潜律下，淳于意此十五个字，视作《汤液经法》对待，是完全合情合理的。

但遗憾的是，公乘阳庆虽得先秦黄帝扁鹊所传之"禁方""传语法""药论甚精"，但"庆家富，善为医，不肯为人治病"，因而实用这本书的经验不足。且公孙光亦"善为古传方"，淳于意虽得二师之传，却"诊之时不能识其经解""心不精脉，时时失之"。同时，他又"常不以家为家"游走于诸侯之间，诊治病的时间有所减少，对该书的运用没达到"有验""精良"的程度，造成经脉技术（应当包括《汤液》在内）传到淳于意名下时，尚有余辉，之后即暗昧失传了。当然这种情况必然包括经方用药法则这一核心问题（本段所引文字皆据《史记·扁鹊仓公列传》）。

2. 淳于意之后至新莽时期

缇萦救父案发生 13 年后，即汉景帝三年（公元前154)，其子刘余（？～公元前128）被改封为鲁恭王。他在拆除孔子故宅时，从墙壁中发现了古笔体的经书，被称为古经文。与它对称的今文尚书，是指文帝（有人认为是文帝三年，当从）求有能治《尚书》者，闻伏生（济南今之邹平市人，又名伏胜，字子贱，约公元前 260～公元前 161）能治，但伏生时已九十，不能行，诏晁错往受之，由伏生背诵，晁错用隶体记之而成。

刘余发现古文尚书之后约五年，今文大师董仲舒任博士，掌管经学讲授，古文尚书不为官方承认，而流传在民间。

无论今文或古文，都是源于春秋战国时期的尚书，六国字体的古文比隶体的今文所记的篇数较多，具体多多少，无完全一致的说法。重要的是，它们有内容上的差异，如在五行学说中，对心的五行属性，二者就不一致，古文家以心属土而论，今文家以心属火而论，造成两汉数百年古今两派的论争，最终虽然论争缓和，但是以二说并存的形式告终。

汉文帝时期曾有一次改国运水德为土德的风波，之后虽仍尚水德，但主土德的余波一直没有平息。汉景帝五年（公元前 152），主水德之老臣张苍去世，至汉武帝太初元年（公元前 104），改制正朔和服的色问题，又由太史令司马迁等再次提出。

有资料认为董仲舒也参与了此事，当年董即去世。笔者认为，当时董氏已辞职多年，闭门写作而不问他事，但朝廷每有大事，仍派员前去咨询，如董氏身体情况允许，也有表态可否的可能。

无论如何，武帝最后宣布易水德为土德，服色尚黄，并编定新历法即《太初历》，从此开始了西汉及新莽皆尚土德的时期。这一变化亦会影响到《汤液经法》的内容，它表现在西汉不言火，而《汤液》治胸痹所取是火土一家的理论；四象龟之图为龟蛇相交之象，龟为水陆两栖动物，潜藏则可水中游，上行则可与蛇交配；龟主水性，蛇可蛰伏，二者交配实即水土德。此龟蛇交合体，是在河南出土的汉武帝建元四年（公元前 137）之物。可证至晚在汉武帝时期，《汤液经法》中即有水土合德这一理念，应该是公乘阳庆所得先秦遗书中所固有。因为在淳于意之前，还没有古今尚书之争，也没有心属火属土之议。

汉成帝河平三年（公元前 23）下诏，使谒者（官职名）求遗书于太下，又委任光禄大夫刘向（公元前 77～公元前 6）总领校勘。命刘向校经传，太医监李柱国（疑为官职名）校方技。刘向之子刘歆（公元前 50～23）亦参加其事。其原始资料除当时"采访""求遗"所得之外，还包括百多年来积存之遗书，如《史记》所收入之《诊籍》。但此时古文经学仍不为入官学，被今文学者问难。

汉哀帝元年（公元前 6）刘向去世，由其子刘歆继其事。先后共 20 余年，校出了最早的书籍分类和目录学，即

《七略》和《别录》。

此时刘歆是古文家的主要代表。哀帝让刘歆与今文家们交流意见，但今文家们"不肯置对"，激起刘歆愤怒，刘歆在当年即呈"移让太常博士书"，指责他们"抱残守缺，挟恐见破之私意，而无从善服义之公心"，因此受到权臣的打击和排挤，被迫离京六年之久。这是第一次古今文论争。

汉哀帝去世（公元前1）后，刘歆之密友王莽被举为大司马，独掌朝政，把刘歆召回京师，先后任命为羲和、京兆尹，继续管理校书事宜。

汉平帝四年（公元3）七月，王莽还在全国网罗天下散佚经典，包括医术、本草在内的各类异能之士上千数人，"皆诣公车"来京师朝廷上记录他们的学说，更正错误，统一编撰成书。

校书过程中，必然会遇到有关古今文之间的冲突问题，尤其是《尚书》中心的五行属性是火还是土的问题。而且这个问题已表现在医学原始经典《汤液经法》中，在具体校订时，原文已经有心属火又属土两种内容并存形式。这是难以用简单方法处理的问题，双方意见相持不下，只有仍以并存的方式记录下来，这需要有双方共同认可的权威来调平。

幸好刘歆与当政者王莽（公元前45～23）为同事好友，刘歆也正为王莽以古文说教夺取政权，可谓之尚属得势。王莽先后辅政、在位共24年。王莽辅政到称帝的9年中，刘歆的职位步步上升，成为文化领域最高领导人，尤其在王莽称帝的前一年（公元8），刘歆率博士78人，上书追述伊尹放太甲和周公诛管叔，居摄使殷、周兴盛的历史，为王莽称帝制造舆论，这对校书工作中遇到的一些难题，能够得到恰当的处理。此时期应是古文经学地位有所提高，有所发展的阶段。同时刘歆作实际校书工作的时间可能有所减少，而其老同事李柱国所做具体工作较多，何况他又是御医出身，对《汤液经法》的校定游刃有余，当是由李柱国整订并题书名。同时，该书的校定也是王莽称帝的一种动力。

王莽称帝之后，王莽与刘歆关系有了很大的变化，前此王莽利用刘歆超人的才智，和对古文尚书的精熟，笼络社会力量为自己篡夺政权服务；刘歆则是凭借王莽的政治权势，和崇尚古经文的相同爱好，为争取古经学成为官学，以更好的研究和发展。新莽政权的建立，标志着双方均达目的，实现了双赢。建立政权之后，王莽要推行的是系列改革政策，做事独断孤行，只许颂扬他的功德，不可对他有所批评和劝导，使统治集团内部离心倾向日渐加重，甚至君臣互疑，互相猜忌。

刘歆本人与王莽的关系亦有巨大的变化。

权臣之一甄丰及其儿子想借谶讳来牟利，刘歆的两个儿子刘棻及刘泳，也被牵连其中，结果被捕，二子同日处斩。然而，王莽要求刘歆把女儿刘愔嫁给太子王临。这意味着，太子妃刘愔日后会成为皇后，王莽这又是在向刘歆示好。

但这种平静很快打破了，王临和他母亲王皇后的侍女原碧偷情，而原碧又是王莽的侍妾。王临和原碧商量着要把王莽毒死，这时王莽不知是否发现了什么端倪，结果是以大风吹倒王路堂为由废掉了太子，王临和刘愔被赶出了未央宫，在外居住。

之后，王临给皇后写的信，被王莽发现，王莽逼王临自杀。因为懂天象高声望的刘歆，也被朝中一批大臣所秘密拥戴，公元23年准备谋反。可惜，事情未成就被发现了，刘歆因之自杀。在此事件中王临夫妇皆自杀，王莽第三子被吓死。

同时由于社会上推行土地兼并，农民起义风起云涌，一些豪强势力也趁机作乱。起义军形成绿林、赤眉、铜马三大势力，新朝已处于内乱外扰的形势，最终在公元23年，王莽战死，公元25年刘秀称帝，建立了东汉。

3. 东汉时期

东汉建国之初，刘秀倡今文，与王莽古文相对，取火德为国运，谓之五行相生序。实质上是迎合刘邦为"赤帝子"之说，使心火为"君主之官"，尚火德之说一直延续到东汉最后。

东汉和帝时期（公元80）成书的《汉书》问世之后，到三国张仲景（约150～219）时期，《汤液经法》销声匿迹，"仲景论广汤液数十卷"，在书中对此只字不提，反被与几乎同代的皇甫谧（215～282）指出。在这130年中销声匿迹的原因，《汤液经法》中有心主火主土并存，心属火之外，这是东汉早期政权所不能容忍的。

除此之外，《汤液经法》为托伊尹之作，而伊尹是一代最大的巫师；其基本理论是天人合一和阴阳五行合流思想，是稷下学宫阴阳家邹衍所倡；古代医源于巫，道家脱胎于阴阳家，而东汉正是张道陵（34～156）创立道教时期，而此教又是富有造反意识的民间组织，这几个方面的因素，使得此书只能在民间或道教内部传承，从而形成了百余年无声息的现象。

自西汉刘歆之后，古今经文之争并未停止，东汉时期又发生了三次。

第一次发生在光武帝时，古文经家韩歆（生卒年不详，建武十五年被帝免官）为代表，与今文经家范升（？至汉明帝永平年间）为代表的论争。虽论争无最后结果，但皈依古经的人渐多，光武帝亦渐倾向于古文家。

第二次是章帝（刘炟，57～88，75～88在位）时期，以古文经家贾逵（174～228）为代表，与今文经家李育（生卒年不详）为代表的论争。古今两家辩论激烈，将经过辑成《白虎通义》。最后古文经虽仍不能立于学官，但章帝令各儒古今兼习，古经学地位获得进一步提高。

班固（32～92）就是在这样大环境下完成《汉书》写作。有人认为他不囿于二派论争，但是起码记载《汤液经法》的《艺文志》是据古文家刘歆父子的《七略》写成，是不争的事实。

从其所载"汉兴有仓公，今其技术晻昧，故论其书，以序方技为四种"评语看，《汤液经法》的技术在西汉有仓公得到传承，但并非特别显耀，不如先秦时期风行，还是把它列入方技类传承下去，以期后人发扬光大。说明了当时该书的流传现状。当然其中就有对火土和水土与脏属关系认识的困惑。

第三次是桓帝（刘志，146～167在位）、灵帝（刘宏，168～189在位）时期，以古经文家郑玄（127～200）为代表，与今经文家何休（129～182）为代表的论争。

郑玄先习今文，后习古文，混糅今古两派，长达200多年的古今经派系论争渐趋缓解，古文经学得到了发展。在许慎（约58或30～约147或121）《说文解字》中，心属火与属土并列而存。

此后，刘表（142～208）治荆期间，受当时张角太平道的发展及张鲁政道合一治理汉中的影响，兼取道家思想，开创了具有特色的王氏古经学派，开办官学30余年，成为全国文化学术的核心。对魏晋玄学的形成和发展起到了重要作用。

刘表自176年任荆州刺史不久，即开办官学教育，直至去世。所聘主讲教官宋衷（生卒时间不详）和司马徽（173～208）均为南阳古文经学家。其师王畅（？～169）亦为古经文家，会曾在南阳任太守，而诸葛亮（181～234）、徐庶（生卒年不详）、庞统（178～214）等南阳或客居南阳的名人，亦是刘表官学的学子。当时南阳为荆州辖区，张仲景（154～219）生活时代的青壮年时期，有接受荆州古经文兼道家思想的便利，至少有受其熏陶的环境。而且其写成《伤寒杂病论》之时，荆州官学刚停办一二年，作品受其思想特色的影响应当是必然的。这是我们研究仲景学说应注意的方法之一。

下面我们分析一下张仲景学术思想特色：

(1)《伤寒杂病论》是外感与内伤合论的经验汇集

张仲景的生活年代是群雄争霸、黄巾起义、疫疠流行的时期。184年六月，黄巾起义，南阳是主战场之一，当年张角去世，但起义余波持续了20多年。汉献帝建安元年至九年（196～205），是建安年间第一大疫病流行的时期。疫病结束之年几乎也是黄巾起义平息的一年，同时也是张仲景的《伤寒杂病论》写作及序完成的一年，序中有"余宗族素多，向余二百，建安纪年以来，犹未十稔，其死亡者三分有二，伤寒十居其七"。从时间上看，张仲景所指"犹未十稔"即是这一次长达九年之久的烈性传染病。皇甫谧所说："仲景论广《伊尹汤液》为十数卷，用之多验。近代太医令王叔和撰次仲景遗论甚精，皆可施用。"此"为十数卷"即是《伤寒杂病论》。

　　从原序和皇甫氏之语可知，此书当是仲景在历经九年，运用《伊尹汤液》中的方剂，治疗疫病后的经验总结。但是书名中又有"杂病"二字，是外感和内伤合并而论的著作。

　　从其写作背景而论，此书之成是在战乱加疫情及政权不稳三重灾难的环境下，百姓既有情志内伤，饥荒惊恐之内伤，又有天行疠疫之气的外感，内外兼挟，互相加重，互为因果的病机必是常情，这是《伤寒杂病论》命名的根据。

　　但是在仲景去世后 14 年，王叔和在"撰次仲景遗论"时，却把治外感部分析离为《伤寒论》，其余到宋代才整理出《金匮要略》，被称为治内伤部分。这种内外分离的格局，打乱了内外伤整体致病的规律，造成疫疠病机的模糊，甚至被遗忘。

　　另一方面，依皇甫氏之说，如仲景"论广《汤液》"而为书，又自称系"勤求古训，博采众方"之作，则《伤寒杂病论》中，那些方是"论广"《汤液》之方，那些是"博采"而来的"众方"，恐怕也是一笔糊涂账，无法把它们明确地分离开来，如此则《汤液》难以显露其全貌。有博采之"众方"充斥其间，要想总结出经方的组方原则，恐怕是无从谈起，因此《伤寒论》本身不具备经方组方用药的法则。

　　但是，《伤寒论》并非纯粹使用《汤液》加"博采"的经验记录，其中还有关经方纲领性的理论记录，如六病欲解时、日传一经的理论、传经日数联用的规律、药物性能的理论（如半夏补肺气）俱在其中。这些理论均被记载下来，却被束之高阁，以致到现代，仍被人质疑或存疑。另外《辅行诀》中救误五泻方，为外感误用吐法、冷寒、火法、泻下、汗法所致疾病在五脏病后另附一篇，仲景书中则视为外感误治病或称坏病，与外感条文掺杂一起。又如治胸痹，本来书中有火土一家而心脾两治的具体条文，但对其道理却只字不提。种种迹象说明，张仲景的《伤寒杂病论》确实是一部治疗内伤、外感病的临床经验集。

笔者作《伤寒论阴阳图说》之始，原为讨论伤寒病的六经欲解时而作，但是推导过程中却解决了另一个疑难问题，即为什么论中有伤寒病发日数联用的问题。原来这是风寒病邪性质不同所导致，其规律与《伤寒论》所记完全一致，包括没有一二日和三四日同用的条文，这种结果说明仲景对古典理论记而不用的现象。

又如笔者近作《二旦四神方述义》，用脏气法时理论释半夏，当有"扶持阴气渐至强大的作用"（见该书第37页），肺金属阴，可谓之有补肺的作用，而仲景在虚劳病黄芪建中汤下谓"疗肺虚劳损不足，补气，加半夏三两"，亦将半夏视为补肺之品，却无所以然的论述。上述二处，均有半夏可以扶助属于阴的肺气之意，这显然绝非偶然的巧合！足以证明仲景原作是有其古训理论根据的，是用而不彰或"日用而自不知"的现象。

现存《伤寒论》版本详于方药而略于理论与王叔和的整理有关。具有庄子玄学思辨方式的皇甫谧评之曰"撰次仲景遗论甚精，指事施用"，确为精辟中肯之谈。"指事施用"四字概括了叔和撰次文本的价值，在于如指可指月的作用，但它并不是月；可指导治疗外感病的临床使用，但它不是《汤液经》，有得鱼忘筌的意味。

（2）方名皆非正名

仲景著作的另一特点为不少方剂皆非《汤液》原名，而以药物之名为名。如小阳旦改名为桂枝汤，大阳旦汤改名为小青龙汤等，这种情况被陶弘景称为"避道家之称"。避道家之称的理由当然可以存在，因为写作此书之时，黄巾作乱虽然已近平息；而且张鲁（？～216）在194年开始以道教治理汉中甚是平稳，达20多年刚刚结束；刘表儒道兼修的荆州官学仍在开办，道教思想仍处发展势头，张仲景虽有避嫌之疑而改方名的可能，但最主要的原因，笔者认为，当与《汤液》入史书，与西汉末及新莽以土为德的"莽乱"有关。东汉刘氏政权，不会容忍心属火又属土的情况存在。尤其在"技术暗昧"的《汤液经法》使用上，更不能容忍曾"举孝廉"之人的著作中，有道家名称的方剂公开使用。

避道家用方名不用，以某药名之有利有弊。它通俗易懂，使人容易记忆和理解，但是对方剂的深层次意义却丢之太多，使其文化特色大大减少，日久或被人遗忘甚至失传。比如现代的医生，不知阳旦汤方义者比比皆是，又怎能谈得上用好经方呢？王叔和时代，张角起义的余波已定，玄学之风渐起，当时魏国大将钟会，同族名士王弼，均为玄学之先驱人物，历史兼医学家皇甫谧亦深受玄学熏染，王叔和本人亦"洞悉养生之道"（唐代甘宗伯之语），故而会对仲景避而不用的部分方名恢复，而形成现代本的形式。

（四）《辅行诀》是经方用药法则的总纲

陶弘景（456～536），南北朝时人，为一代道教领袖，茅山宗创始人，三教合一思想奠基者之一，在天文历象等多种自然学科方面有深厚的造诣，史书称他"性好著述，尚奇异，顾惜光景，老而弥笃，尤明阴阳五行，风角星算，山川地理，方图物产，医术本草"。所著医书有《神农本集注》《名医别录》《药总决》《效验方》，增补葛洪的《肘后救卒方》为《肘后百一方》《合丹法式》《辅行诀》等。

陶氏早年从儒，梁天监三年（504）即开始了专职炼丹的准备，开始了长达20年的炼丹实践，追求炼出长生不老的丹药。至525年，第七炉丹药开炉，第一次宣布炼丹成功，但仍不能达到使人长生不老，结束了炼丹活动。

20年的炼丹虽没达到最终目的，却积累了不少冶炼金属的经验，对药物的化合作用，写成了《合法丹式》。同时也增强了药物离合性能的认识，对早年药物养生的经验和教训，进行了深刻的反思，写成了《辅行诀》以教后人。《南史》谓其"所著《学苑》百卷……《合丹法式》，共秘密不传，及所撰而未讫，又十部，唯弟子得之"。《辅行诀》当为此"又十部"中之一，其成书年代可以锁定在525年至陶氏去世的536年这十一年之间。

《辅行诀》是陶弘景从《汤液经法》中"检录常情需用者六十一（此"一"字是笔者据补）首"，并"约列二十五种（药），以明五行互含之迹，变化之用"。是通过所检录的六十一首方，列出二十五味常用药的五行五味互含属性，归综组方用药的法则和规律的工作。其内容是在天人合一，阴阳五行合流思想的指导下，继承《老子》《论语》《荀子》《论天象要指》（汉代司马谈著）等稷下不成体系的体用说教；吸收魏伯阳（151～221年，会稽人）《周易参同契》"春夏据内体，从子至辰巳，秋冬当外用，自午迄戌亥"的四季体用观和其"一故神""二故化""穷神以知化"的观念，使《汉书·艺文志》中的《汤液经法》在《黄帝内经》道、儒体系的基础上，渗入佛、玄思想，形成新的学术体系，加强了《汤液经法》组方用药的理性化、规范化。这在经方发展史上，有着重要里程碑的作用。

遗憾的是，《辅行诀》问世不久，陶氏去世，战火连连，国无宁日，乃至书有残缺。

直至唐代，茅山宗第十三代宗师李含光（638～769）、十四代宗师韦景昭（693～785）极得唐宗室的尊崇，数次奉诏为散佚经法残卷予以整订，其中包括对《辅行诀》的一次或多次整订。但整订的结果，诸方仍不能完全符合陶氏所定之学理，时逢安史之乱，遂将或包括前此有人整理结果，以并列的形式保存下来，形成了藏经洞本"多层次文本"的形象。可以初步认为藏经洞卷子本《辅行诀》，是由李含光师徒在天宝四年（745）至大历四年（769）这25年之间在茅山紫阳观整订而成。

之后李唐王朝渐衰，整订未果的多层次文本《辅行诀》一直隐秘在道教内部，直至赵宋一朝，真宗奉赵玄朗为道家之祖，与赵宋为同族，道教重心有所偏移，当时茅山宗第二十三代宗宗师朱自英，将李含光多层次文本封闭于藏经洞。一般认为时间当在宋真宗在位的998～1022年，也有界定在1002年者。

1900年农历五月二十五日晨，藏经洞破封，1918年张偓南从敦煌重金购得，世代相珍密藏于威县家中，至张大昌时期，毁失于1966年秋。1974年，张大昌先生将背诵稿献于中研，1987年载于马继兴主编的《敦煌古医籍考释》公开刊行，1995年，张大昌去世；2005年，钱超尘、赵怀舟与张大昌众弟子们互动合作研究《辅行诀》，补足了因社会人文因素导致张大昌先生未将部分补泻方条文和金石方献出的部分；搜集了现存世传抄本21种，开始了以历史辩证的观念整理《辅行诀》，在辨伪、整订复原稿、藏经洞本稿、校证讲疏、药物、临证医案、研究心得、二旦四神方用药法则、《伤寒论》与《辅行诀》的异同等方面，都有专著问世。1977 年被河北省审定为传承医药文化项目，载入非物质文化遗产名录，在全国业界崭露头角，影响渐大。

回顾一下经方的历史，西汉公乘阳庆得先秦扁鹊传承之书以来，由于先生家富无子，善医术而不常为人治病，七十余岁时（高后八年，公元前 137）授徒淳于意，意亦常不以家而为家，治顺不治逆，故技术暗昧而有余辉。随后即发现古文经学，与今文对垒，并反应到校书工作中来，致使该书随古文家刘歆的兴衰而兴衰，以王莽称帝时（公元 9 年）达极盛时期。《汤液经法》的命名与发展，皆在此期或稍前。之后刘秀建东汉，早期以今文为主，中晚期古今并立，但心为君主之官的地位一直延续致汉亡。

汉末张仲景出，为《汤液经法》第一个传承人，他有机会实践运用《汤液》，更多的是用于疫病，有丰富的经验，却又多杂以"博采"之众方，很难做出经方用药的理论总结，导致后世医家以自己的认识分析理解其中道理和意义。造成虽然后世伤寒学派林立，却所宗不一，家家有自家的张仲景，人人有各自《伤寒论》的局面，至今依然如此。

其间南北朝虽有陶弘景晚年对其养生治疗经验和失败的反思，所著《辅行诀》问世，内容主要是总结《汤液经法》用药法则的专著，正好弥补仲景著作之不足，却又屡遭战火伤残、不被人支持和重视，甚至被人责难，或被遗弃而封存，或被人倒卖，又曾因世事而损没，再生后仍遭少数人四十余年的质疑问难，甚至被诬蔑系伪作，等等。

　　总之自仓公起，至今二千一百五十多年中，一直是厄运在身，灾祸连连，身长受烽火战乱，夷匪掠抢，社会动乱，文化思潮逆流的影响等，能够传承延续至今，实属不易。其中多少文人志士，贤达义勇，为它的传承延续，临证实践耗尽心血，如仓公险遭肉刑，刘歆父子、李柱国终生以校书为业，又力挺古文经学；张仲景则是把《汤液》运用于瘟疫的实践大家，史学家班固不顾《汤液》"技术暗昧于世"，仍选入史书以便后人研究；"汉晋以还，诸名医辈，张机、卫汜、华佗、吴普、皇甫玄晏、支法师、葛雅川、范将军等皆当代名贤，咸师式此《汤液经法》愍救疾苦，造福含灵，虽各擅其异，似乱旧经，而其旨趣，仍方圆之于规矩也"；陶弘景在晚年仍不忘将养生治疗得失写入《辅行诀》，并增入金石方剂以充实《汤液》，将《汤液》知识上升到理性阶段，与张仲景一起完善《汤液》、弘扬《汤液》；王远知、潘师正、司马承祯、李含光、韦景昭、朱自英等道教宗师，为保护、整理、收藏相关文本，代代相传所做的努力；王圆录从夷人手中留出《辅行诀》而免遭流落海外；张大昌祖孙三代相继传承、保护、研究、发扬《辅行诀》，甚至使之亡而再生，再生而荣耀；王雪苔、马继兴、王淑民、陶广正、钱超尘、赵怀舟、曹东义，河北省、邢台市文化厅、局以及张大昌先生的亲传弟子们都为传承和发扬《辅行诀》做了不断的努力和卓越的贡献；一切中医、传统文化爱好者的各种方式的支持和帮助者；一些善意的提出学术质疑，和曾有过反对言论的同志朋友们，都做了大量有益的工作。

　　《辅行诀》以先秦阴阳五行合流古朴的先天气质，历经两汉古今经文论争的洗礼，若隐若现的心属火属土并存和水土合德理念，造成研究经方的逻辑思维短路，产生不应有关困惑与迷茫，相信热爱经方的同道们，能够深入领会，克服现代四象学术的不足，会更加深信《辅行诀》确是国医史上的《红楼梦》，是养生诊疗的金字塔，是复兴国医的学术根柢，是一部穿越一千六百多年时空的伟大传奇之作。因此我们有理由提出学习《辅行诀》，研究《辅行诀》，发挥《辅行诀》，运用《辅行诀》的口号，使研究经方的同道和热爱传统文化的同志，团结一致，齐心合力把经方用药规律统一至《辅行诀》的学术上，为国医的复兴和世界医学的发展做出贡献。

六、天行病二旦四神汤与天文星宿

（一）总述

《素问·六节藏象论》"天食人以五气，地食人以五味"，风寒暑湿燥五气经鼻吸入，藏于上焦心肺，酸苦甘辛咸五味经口而入，藏于中焦肠胃，气味而用于人者，无非药、食而已。天之五气异所成之病谓之外感天行病，多由风寒热湿燥五邪经鼻吸入所致；饥饱饮食伤，劳碌情志所伤为五脏所伤致病，往往与胃肠相关。

五气中风为百病之长，可与它四气相兼而入人体，且燥湿二气从属于天之寒热，木东春温湿而金西秋凉燥，故药之气性有寒热温凉四种；风在天而属上下之中土；五脏损伤之病以药之辛酸苦甘咸五味以调之。

从整体分篇来看，《辅行诀》可分两大部分（不计急救开窍五方），五脏病虚实大小方之后，为大小救误泻方，再后为大小虚劳损伤方。

救误五方系天行病误用吐、清下、冷寒、火法、汗法使其子脏之正受损而发的坏病。大小泻心主治文有"外邪乘虚陷入"，小泻肺主治文中有"邪气结闭气分"，此二条与外感之外邪有关；其泻肾所误用之汗法、泻脾所用之冷寒、均为外感病常用之法，而此类病证《伤寒论》中均有所使用，只是未另立篇名面已，可说明救误五方所治与外感有关。从此五方之小汤为五脏泻方之君臣药而论，它们不仅是五脏大小泻方之君臣药，同时也是《伤寒论》中常用之药对，如陷胸汤中之葶苈子与大黄，泻心汤中之黄连与黄芩等。其大方系五脏泻方之君臣同，加子脏之小补汤去化味药。故《辅行诀》把它归入内伤类中，是误治而子脏受损，而淫邪乘虚入之之证；或素有子气受损，后有淫邪入内。这也是内伤能与外感合一的根据。

虚劳五补汤则是五脏虚病日久失治，或外感天行病暴烈迅猛，使正气伤极，而以脏伤为主要病症者，出可认为是虚劳之后，"皆虚中挟实，所谓正虚则邪实也"（陶氏语），可知此类方剂，亦非专亦专为内伤所设，包括天行病在内。

其用药法则，每方草木药三味，即"制以所官之主，承以所生之同"，加入五脏之谷、菜、果以养之、充之、助之除脾土方用本脏谷、菜、果用本脏者外，肝与肺，心与肾均互使用；每脏方再加入交互用的谷菜果外，再交互使用加畜肉，脾土仍用本脏畜牛脾肉。这种交互使用食品的方法，也与天行病气交三法意义相同。

关于五脏虚实大小补泻汤的用药法则，原书中论述比较明晰，不再详述。其中有一张《汤液》用药图表，注云："此图乃经法尽要之妙，学者能暗于此，则医道毕矣。""医道毕矣"四字，也说明不会只指五脏虚实病，天行病也应包括在内。

可以认为外感天行用药法则，应以药之寒热温凉为主，同时也不能忘记"地食人以五味"，而用药亦以五味而论的法则。

依天行病疫疠的形成，有五星对淫邪的作用这一重要过程。五星是北斗和二十八宿体系之外的星宿，它们各自有顺、逆、徐、疾、留的特点，而使阴阳五行的升降不前，气交有变，抑窒伏郁，淫邪结积伏闭日久则腐败秽臭，发为凶暴之疫疠。预防救治之法当为折郁扶正，泻盛蠲余，补弱全真。其中发郁伏开闭窒而驱腐臭之法，当以味香辛而气芬芳者为之。

张景岳对"天食人以五气"的注释为"天以五气食人者，臊气入肝，焦气入心，腥气入肺，香气入脾，腐气入肾也"。

古代中国疫病防治史中，芳香药物发挥着重要作用。使用芳香化浊类药物进行避瘟是古代医家的重要思想，叶天士认为"未受病前，心怀疑虑，即饮芳香正气之属，毋令邪入为第一义"；孙思邈的《千金要方》中列举了辟温方36首，书中的辟瘟杀鬼丸等，在组成上的共同特点是以芳香之品为主，这些既可燃烧，又可佩戴，还可吞服，具有避免邪毒、防止"卒中恶病及时疫"之功。著名的安宫牛黄丸等温病三宝更是历代不衰，屡建奇功之药。

香味入脾，脾土属五行中非阴非阳之神者，它生成物，又是万物所归，脾土建则全身长健，与心一家，与肾合德。脾气醒则郁窒开，积伏散，腐秽除，开窍通闭，辟淫邪，扶正气，驱疫疠，解诸毒，对外感天行或疫疠适应证较多。

因此笔者认为，外感天行用药法则在充分利用四气五味的基础上，再用味香气芬芳之品，是有所助益的。

（二）北斗元气与二旦汤

《易经》："易有太极，是生两仪（两仪"指"阴阳），两仪生四象，四象生八卦。"孔颖达疏："太极谓天地未分之前，元气混而为一，即是太初、太一也。"

《周易·说卦传》："帝出乎震，齐乎巽，相见乎离，致役乎坤，说言乎兑，战乎乾，劳乎坎，成言乎艮。"

这是在《说卦传》中，汉易据此以象数次序而解释物理世界的法则，据说是孔子所写，这个次序法则，当然是后天卦所表现的，也应该说，后天卦是根据这个法则而画的。

《史记·天官书》说："斗为帝车，运于中央，临制四方。"意思是：北斗七星是天帝坐着的马车，天帝以中央为枢纽，坐在马车上巡查四方，定四时，分寒暑。

山东嘉祥县东汉时期的武梁祠中，就有"斗为帝车图"的画像石，图中的北斗七星，由斗魁4星组成车舆，有一帝

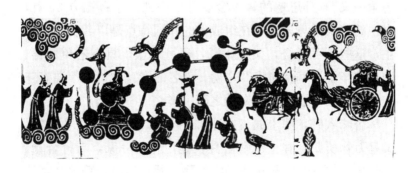

图 1　斗为帝车图

王形象的人端坐在斗勺之中，斗柄 3 星组成车辕，腾云驾雾而行。

斗为帝车的故事和画像石把太极元气和北斗联系起来。北斗七星围绕北极星运行圈即是太极元气的形象，是太极元气一分为二而生二仪，再生四象，再生八卦的生成论；这种规律，也是《周易·说卦传》中，以象数次序解释物理世界法则的根据，是后天卦所表达的内容。

斗为帝车图画象石的形象是："是天帝（北极星），坐在北斗的车斗（四个星合称魁星）中，以中央为枢纽，从东方（震方）开始，顺时向旋转，依次巡查四方、以定四时，分寒暑，至东北艮再回归震，为一周年，再开始下一周的运动。"这个规律既是"太极元气，含三育一"的法则，也是后天八卦万事万物运动变化的基本规律。

北斗和二十八宿是我国古代两个观象授时体系，在长期观察实践中，二者不断融合渗透。因为北极圈分为紫微垣、太微垣、和天市垣，北斗位居紫微垣，是太微垣和天市垣的中心，在这个中心辐射出去的就是四象二十八宿。如此则形成了北斗居中土、四象居四旁的等级概念。

中土北极成为太极生两仪、两仪而分阴阳的形象。而且其除了太极元气之外，阴阳两类又涵育着后天八卦的基础。作为属自然科学的组方用药法则，当然也符合这一规律，因此我们不妨依北斗统二旦，四象统四神的方法，开拓经方用药法则的探索。

1. 二旦方药与北斗星宿及后天八卦

北斗星天枢、天璇、天玑、天权四星，共同形成斗魁，即"帝车"的车斗，或称为"勺"，其余称为"斗柄"或

"勺柄",瑶光和开阳之间两侧之辅弼二星,为上古九星之名;其北极星,为帝车图中天帝之形象。天枢、天璇、天玑三星之空间,是未分阴阳,清浊不分的混元阶段,所用药物三种,姜草象清,芍草象浊,是清浊寂然不动的混沌状态;

北极在帝车图中,它坐于车斗之中,也是太极元气的形象。它已由清浊升降变化为阴阳,由混沌汤加大枣,共四味而成,孕育着四象的胚胎,可称为有维护精神真一的作用,为人体生命本源之所在。

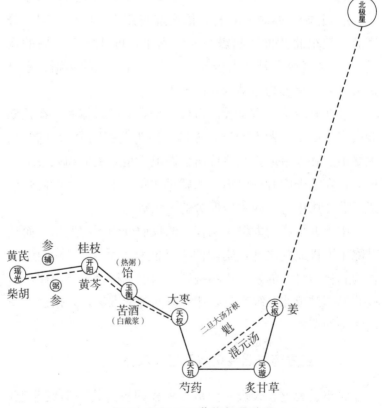

图 2 阴阳二旦药物与北斗图

太极元气汤为斗魁中四药，斗柄四星（辅弼计作一星）分出阴土阳土二类，从柄斗结合部之天权枣之后玉衡开始，所用药物依次是：阳旦：饴（小汤用饭）、桂枝、人参、黄芪；阴旦：半夏（小汤用白截浆）、黄芩、人参、柴胡。

　　上图中太极元气汤加入玉衡、开阳两侧的药物即是小二旦汤，再各加瑶光、辅弼星药物则是大阴阳旦方。

　　此阴阳二旦用药共八种，主上半年之阳旦和下半年之阴旦，共主四季即主四象，因此具有后天八卦的意义（如图3）。

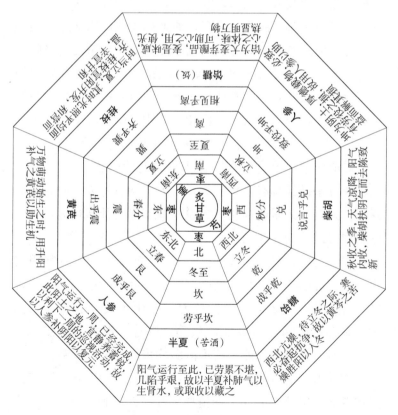

图3

后天八卦对应四时八节，则震为春分，巽为立夏，离为夏至，坤为立秋，兑为秋分，乾为立冬，坎为冬至，艮为立春。

后天八卦各卦位上的对应药物，艮、震、巽、离四卦对应太极元气汤所加组成大阳旦汤之药物，坤、兑、乾、坎四卦对应太极元气汤所加组成大阴旦汤之药物。其中坤阴土和艮阳土，是上半年和下半年之标的，均以既补阳气又滋阴津的人参对应；春分之万物萌动，生机旺盛之时所用之黄芪，与秋分之万物收成，阳气内收之时，所用推陈扶阴之柴胡相对；立夏巽卦时气温寒热平齐，而渐趋炎热，用桂之宣阳和营，可对应立冬乾卦时亢燥而渐趋冷，故用黄芩之苦坚阳气以解阴阳刚柔之争端；离卦属火而光明，万物茂盛显明易见，故用味咸之心谷大麦所酿之饴（或饭）以养心用，与其对应之坎卦，阳气运行至此已疲，故用补肺气之半夏助肺气（或用苦酒之酸收助肺用）以收藏而止耗散肾水之气。

如前所述，治疫疠宜用香味芬芳药的问题，笔者认为，二旦原方中已经具有这类药物。二方中均有生姜，此味辛而芬芳，并有"久服通神明"之说，辟邪毒，开窍利湿，为天行病用得最多的一味药。

阳旦汤中之桂枝亦为气芬芳者，亦为天行病所常用之品，值得提出的是，月桂之叶，名曰香叶，为煮肉常用之佐料。有发汗，抗风湿，降低体温，可用于支气管炎、细菌性、病毒性疾病，治传染性疾病，肺癌、湿疹、杀虫、治癣、瘀血、瘢痕等。煎服或泡酒服均可，用9～15克。

香叶煎汤清香沁人肺腑，液清澈晶红，煎有六七次味虽变甘淡而色仍清而晶红。据植物之叶与人之肺同属关系，应以治肺系如咳、喘、皮肤病、肺系传染病等为好。笔者认为，治肺疫疬阳旦症不妨以香叶代桂枝更好。

大阴旦汤中之柴胡，笔者认为本身即是香味药，古人立方之时，已有取其味香防腐辟秽之意。

《神农本草经》记载柴胡"味苦平，主治心腹肠胃中结气、饮食积聚、寒热邪气，推陈致新，久服轻身、明目、益精。一名地熏。生川谷"。

《名医别录》柴胡"主伤寒心下烦热，诸病热结实，胸中呕逆（一本作"气"字），五脏间游气，大肠停积水胀及湿痹，拘挛。一名山菜，一名茹草，一名芸蒿，辛香可食，生洪农谷及冤句，二月八月采根，暴干"。

《说文解字》在"芸"字下引淮南王说"芸草可以死复生"，段玉裁注"'可以死复生'，谓'可以使死者复生'，盖出《万毕术》《鸿宝》等书，今失其传矣"。

晋代成公绥《芸香赋》曰："美芸香之修洁，禀阴阳之淑清"。

张志聪《本草崇原》谓柴胡"二月生苗甚香，七月开黄花，根淡赤色，苗之香气直上云间，有鹤飞翔其上，过往闻者，皆神气清爽……柴胡春生自萌，香美可食，香从地出直上云霄，其根苦平，引太坤土之气，而达于大阳之药也。主治心腹肠胃中结气者……柴胡从坤土而治肠胃结气则心腹之正气自和矣。治饮食积聚，土气调和也，治寒热邪气从阴出阳也。从阴出阳，故推陈浊而致新谷……"

从上述资料看，柴胡又名芸苔，是古人常用之菜类食品之一，嫩苗可食，气清香。它的药用时间，大致在西汉早期《汤液经法》初得传承时代，与淮南王刘安同时。刘安所著《万毕术》或《鸿宝》有记述，但二书失传太早，难以确考。不过对柴胡苗为菜类食品，气清香，在《汤液》方中为常常大剂量应用者，治疗内伤五脏、外感天行病是可信的。至于能否使人死而复生，香气能否上达云霄，甚至云上有白鹤飞翔等，或是由人想象而成。因为淮南王刘安所著《万毕术》《鸿宝》虽然是物理观察实验中，所得的有价值的记载，但是绝非严格意义上的科学著作，有丰富的幻想推理成分。

或者正是因为对柴胡的性能说明，有如起死回生一类的不实用成分，造成人们对实用技术《汤液》发生疑惑，尽管柴胡可能也有过救灾治急危重病的事实，但也不被人注意，而形成如有的学者发现自《神农本草经》之后，至宋代近千年时间没有关于论述柴胡的著作。但是，笔者从《外台秘要》治温病方中发现，用柴胡之方，与用黄芪之方各有四方，说明宋代治温仍不失《汤液》柴胡"扶阴"之旨。直至明张鹤腾（1551～1635）在1623年出版的《伤暑全书·序》中提出了柴胡劫肝阴之说，后被温病家们所推广使用，直至现代，仍余绪不断。

笔者认为，此柴胡劫肝阴之说，大概是起源于柴胡味香辛，且经方中用量较大，恐过用有生温燥之弊所致。其不知柴胡一味，有"禀阴阳之淑清"之性，绝对不会有暴戾杀伤之恶习。其味香而清柔，和顺而不刚烈，否则如何可称之能扶阴？

笔者认为，柴胡可用于疫疠，取其禀阴阳之淑清是没有什么疑虑的，值得考虑是现代所用柴胡的品种问题。以现药物知识，柴胡味香芬芳之性已被人们遗忘，其扶阴气之性亦不为人所理解，可以说现代对柴胡的经方意义已面目皆非。而现用品种甚是混乱，据说多达数十种，其中仍有有香味者，具体情况有待考证和研究确定，以有利于疫疠病的临床使用。

笔者认为，在没有确定治疫疠适用的柴胡品种之前，可以暂时以茵陈或青蒿代替。笔者初习医时，家乡正流行瘟疟。本村同时竟有十数人患之。因请教我的启蒙老师姜炳勋先生，他教我八个字："苦寒燥湿，芳香化浊"，依此用药，患者全部速愈。记得所用之药皆是茵陈或青蒿为主，望诸同仁临床试用。

最后需要说明的是，二旦大汤的组织法则是由三味药的混元汤开始，加入大枣为太极元气汤，加入饴、醋，再加入桂枝、黄芩君药成为阳旦小方；再加入人参为左辅右弼，再加黄芪和柴胡则为大方。且《辅行诀》中已明言"阳旦汤升阳之方，黄芪为之主；阴旦者扶阴之方，柴胡为之主。似是大方阴旦是柴胡为君，阳旦是以黄芪为君了。以此而论，小方中之芍药与桂枝之名位如何处置，与混元、太极元气之"帝"位又如何分辨尊卑？

笔者最近发现，四神方中之主药，如麻黄和石膏，虽麻黄辛温，石膏可以味酸论，均为交互肝肺之用味，但那样就会陷入上述等级称谓上的困惑。

原来麻黄辛、石膏酸二味，虽味同于肝肺之用味，但它所取的不是此肺此肝用味辛和酸，而用的是子代五行周期中对应脏体用合化之味。换言之，此麻黄，石膏所用的非是即时状态下的肝肺用味，而用的是，下一时位上的化味，麻黄是下一时位心体苦和用味咸化生而成的化味酸，石膏是下一时位肝体酸和用味辛化合而成的化味甘。实际上这种方法，并非完全取道于养生之理，颇有跨越现实证象，具有超前意识的穿越时空举措，非有先见之明者不足为之。

2. 二十八宿药物位次表

四神方的由两对于阴阳组成，其中金木是一对阴阳，水火是一对阴阳。中土非阴非阳，而独自再分阴阳二土，主升降气机而对应北斗；四神中金木交互以示生成规律和燥湿变化，对应青龙和白虎为春生秋收之象；水火既济以示阴寒阳火之交济变化，对应朱鸟和玄武夏长冬藏的规律。

四神方各用药七种以应四象各有七政（木火土金水日月），四神仍以木辛、金酸、火咸、水苦四用味为主，各有七种以应七政，共二十八种药以应之。

然而四神气机交互，匀有对立药味在方中，如青龙中有白虎的酸味在其中，白虎中有青龙之辛味在其中，故青龙中有白虎药，白虎中有青龙药，朱鸟中有玄武药，玄武因有水土合德的问题，而其中有中土药（甘味）。

因为四神方中药物有的是多次共用，故形成四方用药有缺如或其他原因，药味不切合本象位所需的情况，则以甘味药充当。好在甘味有容纳它味的特性，或取诸果皆酸等理由代之。据此做出四神用药表，但不显示其交互既济的情况。

表 1　四神用药表

	角木蛟	亢金龙	氐土貉	房日兔	心月狐	尾火虎	箕水豹
木辛	桂枝	麻黄	炙甘草	细辛	粳米	大枣	姜
	温	温	温	温	平	温	温
	木中木	金之化味	土中火	木中金	肺之谷	火土一家 水土合德	木中水 木中火
金酸	奎木狼	娄金狗	胃土雉	昴日鸡	毕月乌	觜火猴	参水猿
	芍药	麦冬	五味子	白截浆	知母	饴糖	杏仁
	微寒	平	温	平	寒	温	温
	金中木	金中金	金木火土	金	水	火　土	金 （诸果皆酸）

	井木犴	鬼金羊	柳土獐	星日马	张月鹿	翼火蛇	轸水蚓
火咸	半夏	苦酒	石膏	人参	黄芪	鸡子黄	柴胡
	温	温	微寒	温	微温	温	平
	火 木	金 水	心火之化味	土中土	二阳合明之阳甘	水之化味咸	二阴交尽之阴苦
水苦	斗木獬	牛金牛	女土蝠	虚日鼠	危月燕	室火猪	壁水貐
	黄芩	阿胶	术	附子	竹叶	黄连	茯苓
	寒	温	温	热	微寒	寒	平
	水中木	肾之化味	水中土	木中土	水中金	水中火	水中土

3. 二十八宿释名

（1）东官青龙

包括：角，亢，氐，房，心，尾，箕。

角木蛟：蛟龙，古代传说中一种能发洪水的龙。桂枝温能气化水液，辛能散湿宣畅阳气，五味五行互含位次属木中木药。

亢金龙，亢就是龙的咽喉。《尔雅·释鸟》上云"亢，鸟咙"，注称："亢即咽，俗作吭。"麻黄为具肺金之性者，为肺金之化味辛味，此辛有"新"之意，为植物新种子生机所在。茎色青为青色之龙，茎髓色红象征龙为阳之体；上能升天，下能潜渊，通气行血，无处不到，外可发汗，内可利尿。气温，味辛，为咸酸合化所生成，青龙剂宣发之主药。

氐土貉，《说文》："氐，至也；从氐，下著一，一地也。"。《尔雅·释天》："天根，氐也。"注称："角，亢下系于氐，若木之有根。"因此氐可理解为龙的前足。炙甘草，味甘气温，色皮赤属火象阳在天，肉黄属土象地，五行互含位在土中火药。

房日兔：是胸房。《史记·天官书》："房为府，天驷也。"府通腑。《尔雅·释天》："天驷，房也。"注称："龙为天马，细辛气温，味辛，木中金药。"

心月狐：是龙心。心星，即著名的心宿二（天蝎 alpha），古代称之为火，大火，或商星。商星在东，参星在西，二者一升一落，互不着面。粳米为肺谷，味辛，乃稻之秋季成熟之籽，可视为升于东而成于西之品。白虎汤中用之，可视为东生秋成之物，所用非肝之用味辛而是肺化味之辛此亦金木交互之一种形式。

尾火虎：《左传》："童谣云'丙之晨，龙尾伏辰'。"注称："龙尾者，尾星也。日月尾火虎，属火，为虎。中国神话中的二十八宿之一，东方之第六宿。龙尾，是斗杀中最易受到攻击部位。大枣：气温，味甘皮红肉黄，肉渗水湿泥而不泌汁，五行互含属土中火位，有火土一家兼有水土合德之义。"

箕水豹：顾名思义，其形像簸箕。《诗·小雅》："维南有箕，不可以簸扬。"指的便是它。干姜为木中水位，其气热。

（2）西官白虎

包括：奎，娄，胃，昴，毕，参，觜。

奎木狼：《说文》"两髀之间"，《广雅》："胯，奎也。"奎宿十六星，左右两半正如两髀的形状。芍药气微寒，味酸辛五行互含属金中木。其气微寒，其味酸，酸收回逆，益阴疏散气血。

娄金狗：通搂。搂，《说文》"曳聚也"，《集韵》"曳也，通作娄"，《公羊》"牛马维娄"，《史记·天官书》："娄为聚众。"古代的天文典籍中把娄宿视为主管牧养牺牲或兴兵聚众的地方。麦冬，五行互含位次为金中金，气平味酸。酸者能收，收宣散之津血液体，敛降耗损之气阴。

胃土雉：《释名》："胃，围也，围受食物也。"《史记·天官书》："胃为天仓。"胃宿三星属于白羊座。五味子，五行互含位次为金中火、金中土，气温，味酸，五味俱全。

昴日鸡：《史记·天官书》"昴曰髦头"，髦，《说文》"发也"。昴又称为留，留有簇聚、团属之意，例如：果实多子而团聚的称为榴，因病变血液积聚而生的称为瘤。白截浆。气平，味酸，五行互含位次，既为金中金，又为金中火。病谷不能从水化，或水谷不能化物者，皆可用之。品系谷酿酸生泡，具有动荡不羁昌达显明之火性，可使水谷液化而不结聚。

毕月乌：《仪礼》："宗人执毕先入"，注称："毕状如义。"《诗·小雅》"有捄天毕"，它的形状有如一把小叉子，《史记·天官书》上说"昴毕间为天街"，是指日月行星常经过这里。《诗经》称："月离于毕，俾滂沱矣。"是指月亮经过毕宿时雨季来临。知母，气寒味苦，五行属水。

觜火猴：觜，《说文》"鸱奋头上角觜也"，注称："凡羽族之味锐，故鸟味曰觜。"觜宿三小星位于参宿两肩上方，形状可与角状的鸟嘴相联系，故名，属火，为猴。为西方第六宿，居白虎之口，口福之象征。饴糖，五行属火，气温，大麦芽酿制，大麦味咸心之用味，味甘兼中土之味，成熟于夏，属心火之季，气温。具火土一家之象。

参水猿；参宿在西方称为猎户座，这两个名字在中外都是响当当的。从冬季到次年的初夏，参宿都是夜空中最醒目的一个星座。《唐风》："三星，参也。"参是象形的写法，象征了腰带三星，民间有"参商不相见"的说法。杏仁味苦，气温，为心之果，心果属火，味苦属水，兼具水火两性。再据诸果皆酸之说，也可认为是属肺金之用味，而取金木交互用于小青龙汤中。

(3) 南官朱雀

包括：井，鬼，柳，星，张，翼，轸。

井木轩，犴，传说中的一种走兽，古代常把它的形象画在牢狱的门上。《史记·天官书》"东井为水事"，井宿八星的形状有如一个水井，故名。半夏气温平，五行互含属性位在火中火和火中木。味咸、辛。味咸肺之体味，助肺之体气；为肾水之化味，可主水事。

鬼金羊：又称舆鬼。舆，《集韵》"众也"，因此舆鬼可理解为众鬼之意；《说文》"舆，车底也"，鬼宿四星呈方形，似车，这或是另一层意思。《步天歌》"四星册方似木柜，中央白者积尸气"，其中央的所谓积尸气，是一个星团，西方称之为蜂窝。苦酒：味酸气温，五行互含位在金中水，味酸为金秋肃杀生机之气，其味苦则可坚而闭藏之而尸气不积至病。

柳土獐：原名为咮，咮是鸟嘴的意思，这与角为龙角的意义相似。《尔雅·释天》"咮谓之柳，柳，鹑火也"，注称"鹑，鸟名；火属南方"，《史记·索隐》："颈，朱鸟颈也。员官，喉也。物在喉咙，终不久留，故主急事。"石膏味甘兼辛，气寒，为土中金味。白虎汤中用为主药。但其所取非是味辛，而是取其肝木之化味甘交互为用，即谓"肝苦急，急食甘以缓之"之甘。这是外感天行金木交互理念的重要体现，可与白虎汤中石膏收敛味酸说并存对看。

星日马：南方朱雀第四宿，为日，为马，为南方第四宿，居朱雀之目，鸟类的眼睛多如星星般明亮，故由此而得名"星"。

人参，气温味甘，五行互含位次为土中土。在二旦大汤中兼任左辅右弼之职，在玄武朱鸟大汤中任方根之药。

张月鹿：《尔雅》"鸟张嗉"，注称："嗉，鸟受食之处也。"可见张宿取意于朱鸟。《史记·律书》另有所指："张，言万物皆张也。"张宿六星，其形状像张开的弓矢。黄芪气微温，味甘。为少阳太阳合明盛而至极之象，有南方朱鸟之火热显明，为阳土大方之主，有统领上半年阳升之气的导向作用。

翼火蛇，也取意于朱鸟，《史记·天官书》："翼为羽翮。"翼宿二十二星，形状就如张开的鸟翼，部分属于长蛇座，其余属于巨爵座。鸡子黄血肉有情之品，其味以咸味论。鉴于天行病四神方之主，皆为交互对方之体用化合味为主的原则，朱鸟大汤之主药鸡子黄亦依肾之化味解。小汤则依心之用味咸而甘论。其气温而味咸，咸为心之用味，故为水中土论。

轸水蚓：轸在曾侯乙墓的漆箱盖上写作车，《史记·天官书》"轸为车"，《索隐》："轸四星居中，又有二星为左右辖，车之象也。"《说文》"轸，车后横木也"，辖是指车轴上插着的小铁棍，可以使轮子不脱落。

蚯蚓在古时候就有"知阴晴"之说，它喜欢在湿润的土壤生活，下雨前地面闷热，泥土中则更是燥热，这时候蚯蚓会钻出地面活动，下雨过后又会回到土壤中去，如果土中积水也会爬出地面，因为蚯蚓是用皮肤呼吸的，土中积水时没有氧气，所以它们要到地面呼吸。

柴胡气平淑清而芬芳，味苦，香为脾土之气，苦为心气焦炎甚。苦为心之体味，大有火土一家之德。而此药之苦又为肾水之用味，是夏至所生之一阴之气（少阴之气），与太阴交尽而为厥阴之气，阴尽即将阳出之象，此阴即肾中之真阴。书谓其"禀阴阳之淑清"，即如地龙之自调雨晴所致的燥湿不适感，以适应阴阳之间剧烈的变化；其扶阴而主脾肠诸疾，如地龙在地中食土而疏土，增强土地之活力。

（4）北官玄武

包括：斗，牛，女，虚，危，室，壁。

斗木獬：獬，古代传说中的异兽，能辨曲直，见有人争斗就用角去顶坏人。也称南斗。与北斗七星一样，南斗六星在天空中的形状也很像斗，故名。

牛金牛：古称牵牛；女，古称婺女或须女。一说牛宿和女宿的名字是从牛郎和织女二星转移而来。1978 年在湖北随县发掘出战国早期的曾侯乙墓，出土文物中有一个漆箱，其箱盖上以篆文书有二十八宿的名称，其中牛、女二宿写作牵牛和婺女，可见这两宿的名字由来已久。

女土蝠：女宿中更是只有最亮的女宿一（宝瓶 epsilon）为四等星。从织女向牛郎做一假想的连线，并延长约一倍的距离，便可找到牛宿。女宿一位于牛宿二星之左。

阿胶，黑驴皮熬制，味咸属火之用味，色黑属肾水之色，已具水火交济之性，乃滋补阴血之品。其实阿胶的出现，晚于牛皮所制之黄明胶，初始是牛皮胶之代用品。此处仍以牛金牛称之。

白术，气温味苦，为脾土之化味，参以火土一家之说，则符合玄武大汤主药，取相济交互者对方之化味的特点，有水土合德的特性，故为大玄武汤之主药。土居肾阴水之中，可谓之女土蝠。

虚日鼠：《说文》："丘谓之虚。"古代的城邑，往往是丘居的，在城邑毁灭后，丘就改称为墟。虚位于北官的中央，《尔雅·释天》："玄枵，虚也。"注称："虚在正北，北方色黑，枵之言耗，耗亦虚意。"因此虚有大丘，故地及虚耗的意思。虚宿在远古时即已相当著名，成书于周代的《尚书·尧典》中记载的四仲中星里就有虚宿，"宵中星虚，以殷仲秋。"

附子，气热，味辛，五行互含属木中土之位。陶氏称玄武为温渗之方，乃与茯苓并称之谓，附子温，白术苦，亦为闭而不出之谓。

危月燕：危，是屋栋之上的意思。《史记·索隐》中引《礼记》称："中屋履危，盖升屋以避兵也。"《史记·天官书》："危为盖屋。"《晋书·天文志》："危三星，主天府市架屋。"。这三星的形状就有如一个尖屋顶。

竹叶，水中金药，大白虎中突出其金肺之性。竹叶在上如冠，每三片出而下垂，速长于春而卦为震，与肺金有气机交互之谊，味苦趋下而坚。

室火猪和壁水貐是相连的两宿，古有营室，东壁之称。营室原为四星，成四方形，有东壁，西壁各两星，正如宫室之象。《周官·梓人》："龟蛇四游，以象营室也。"其后东壁从营室中分出，成为了室、壁两宿。曾侯乙墓漆箱盖上称这两宿为西紫与东紫。东壁，西壁四星，就是著名的飞马座四边形。室宿在秋末冬初的傍晚出现在南方中天，此时是农闲时节，人们利用农闲时间建造房屋为冬天做准备，因此有营室之称。

黄连，气寒味苦，气寒为冬之气，味苦为冬水之用味火之体味。其性能调水火相乱之气，所谓水火相乱者，指湿热相兼之气，湿属水，热属火，苦则使水火俱收而藏于肾，故有水中火药之名位。室，有满、塞、室之义，可为存物之所，热为火，猪为水畜，称之室火猪。

茯苓，气平味淡，性渗利，五行互含居土中水位；甘淡为脾土之用，故渗，甘为藏水之体，排利二便之处，故称壁水貐。

（三）金木交互青龙白虎汤

小青龙汤：麻黄(去节)三两　　杏仁(炒)半升　　桂枝三两
　　　　　炙甘草一两半
小白虎汤：石膏如鸡子大　　　知母八两　　　　粳米六合
　　　　　炙甘草二两

小青龙汤中麻黄杏仁皆味苦性温，桂枝辛温，炙草甘温，温为春之气，青龙温能祛寒；但杏仁为杏果之仁，据五果皆酸之理，则可归属金门之酸味药，麻黄亦有味辛之说，则与桂枝、杏仁共成二辛一酸，与炙草同用则为小补肝之局，因其中有酸味之品，则亦可谓其具金木交互之势。

小白虎汤中石膏甘辛微寒，知母苦寒，粳米肺谷味辛性凉，虽有小量炙草之温，仍不失为性寒凉之解表剂。其中石膏性收敛，当以酸味论。

《辅行诀五脏用药法要》疫疠辨治刍议

68

《尔雅》云："咸，苦也。"郭璞注云"苦即大咸也"，邢炳云："咸味极必苦，故以咸为苦也。"据此，则知母亦可称为肺金之体味咸。从而认为此小白虎石膏之酸味，与知母之咸味合化，成粳米之辛味（化味），另加炙草一味以助其和缓之力。其中石膏之酸收同，又有知母之肺体咸味，已有酸咸化辛（粳）调肺之义，同时也具有酸味与辛同用之肝木与肺金气机交流的模式。

金木交互青龙白虎大方用药模式（图4）：

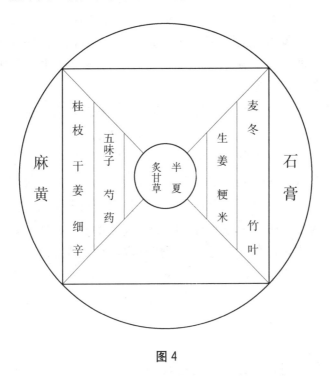

图4

大青龙汤中，除芍药半夏微寒外，余皆温或热，全方仍可以温剂称之。麻黄苦温宣发为主，桂枝、干姜、细辛、半夏四辛肝之用味，与五味、芍药二酸肝之体味同用，并加炙草肝之化味，形成辛酸化甘补肝之局，其是肝之用味辛与肺之用味酸同用，为金木气交之象。

大白虎汤中，石膏收敛属酸，质重下达肺金趋下之势，故以此为君，麦冬、竹叶（在此仍以水中金药视之，而又突出其质硬、指下等肺金之性）二酸，与半夏一咸，加粳米、生姜之辛为肺之化味，已成酸咸化辛补肺之局，同时其中有补肺用之体酸味，与肝之用味姜、粳米，以有交互金木之气势。可谓之为交互金木之剂。

关于青龙白虎大汤之主药，陶氏已经明言"青龙者宣发之方，麻黄为之主""白虎者，重镇之方，石膏为之主"。但也存在如二旦大汤之不用小汤之桂枝、黄芩为主，而用黄芪、柴胡为主类同的问题。

青龙、白虎所用主药与小方同，但麻黄之义，有取用交互气机对应之肺金化味药之义，虽肺之化味，与肝之用味同为辛，而小方中以肝之用味论，此则以肺之体用合化之辛而论，有取下一时位周期之意；石膏则可免去以性收敛而以绕舌之酸味论，以石膏为肝之酸辛化甘而论较为明快。

至于疫疬适用芬芳药的问题，大青龙中已有桂、姜、细辛为辛香者，余香辛药品有其焦香之炒甘草者。白虎汤中虽有甘草却用生者，不具焦苦味香，只生姜一味有芬芳之味，或嫌其芬芳不足以抗疫，意欲加入金银花之浓香者，则疫疬可被化灭而除。

（四）既济水火朱鸟玄武汤

小朱鸟汤：鸡子黄二枚　阿胶三锭　黄连四两　黄芩
芍药各二两

小玄武汤：茯苓三两　　芍药三两　术二两　　干姜三两
附子一枚

小朱鸟汤，鸡子黄为主。据血肉有情味皆属咸而论，鸡子黄与阿胶，均属心之用味咸之品。与黄连、黄芩二心之体苦同用，加入心之化味芍药酸，已成咸苦化酸补心之格局；

其中鸡子黄、阿胶味咸润燥，心之用味，与黄连、黄芩二苦清热，与肾之用味同用，已是心肾气交之势，故此即是水火既济之方。

小玄武汤：玄武为北方镇水之神，其图为龟蛇相交的形象，龟在水中属阴，蛇在地而冬蛰藏于土属阳。龟蛇相交显于肾水，则是阳土潜于阴水之中。此肾中之潜阳，即心火下交于肾以温暖肾水之阳，是心火（长夏之火）经胃土转枢下达肾中之胃阳，同时肾的阴精水谷之阴津，也是循其阴土（藏冬之土）之中转上输于心，以滋润其燥热。因此，龟蛇相交，是肾水中有胃阳，水土同居同德的形象，它是水火既济交互的必然环节和形式。

小玄武汤中，胃阳土在肾水中，说明中土有渗湿、容湿的能力，其阳热可温化肾水之寒互凝结气化而出，即所谓的渗湿利水的作用。故小玄武汤中用苓之甘助肾体、白术之苦以助肾之用，调肾功而渗利水湿；附子、干姜助脾体而温肾水之寒互凝结。另加芍药酸收宣畅，其性酸收，可防姜附之辛散过度而伤其阴，宣畅可助渗利之品除其瘀阻气更得宣畅，更加体现水土合德作用。

小玄武汤，除芍药性微寒外，均性温或热，为温渗之方。

大朱鸟玄武汤（图5）：

大朱鸟汤系小方中加人参、干姜、苦酒而成，所加之人

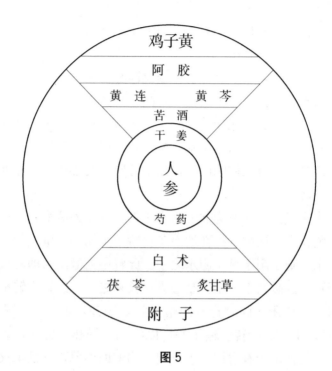

图 5

参与所加之干姜同用，有辛甘助阳之效，可调其脾胃，对下利、消瘦、腹痛等有效；人参与苦酒、芍药同用有益阴清滋止痛之用，除人参性平或微温外，匀寒凉之品，可称为清滋之方。

大玄武汤为小方加人参、炙甘草而成，人参、甘草为补脾之君臣药，加入方内，对恢复脾土肾水的功能，使气掇力弱好转。全方除芍药微寒外，均性温或热，可称为温渗之剂。

七、疫疠用药指南

（一）气液病证用药述要

先师张大昌先生对外感天行、阴阳六气的理论问题曾有深入的思考，笔者亦曾循着先师的思路对"五脏气液病证用药"有所发挥。《辅行诀》外感天行诸方所涉学理深奥复杂，由于天行诸邪最终是通过影响人体五脏气血津液之正常状态而致人生病。因此，本文着重对人体气液的生理与病理状态进行简要的总结与归纳。它并非直接讨论外感天行诸方的组方原则，却是外感天行诸病证治原则的理论基础。

天地之间，风、热、暑、湿、燥、寒六气往还，以成生、长、化、收、藏，人身亦备六气循环以成生、长、壮、老、已。人之六气者，营、卫、气、血、津、液是也。其中气对应风，性动急而善入；液对应湿，性静柔而喜出；营对应热，功能濡养而和煦；卫对应燥，功能捍御而坚刚；津对应寒，形质清冽，势散布而润泽；血对应暑，形质溽湿，势蒸腾而荣采。

《经》云"天食人以五气，地食人以五味"，天气通于鼻，地气通于咽。鼻之所嗅者，气也；口之能尝者，味也。此气由天所奉者，由呼吸而入，水谷皆禀天地之气化而成，而各俱气味，气有臊、焦、香、腥、腐，味分酸、苦、甘、辛、咸。人赖水谷之气和天地自然之气以长养，气化生人身之阳，味化生人身之阴，水谷之气味，即人后天生命之源，阴阳之根也。

　　水谷入胃，化生为气、液。气为阳，液为阴，其精微者为气，气之精专和顺者为营，营行脉中以荣四末，注脏腑，经脾胃转输上注于肺，与吸入天阳之气合化成为血液之成分，营为阳中之阴也；气之浊而慓疾滑利者为卫，卫行脉外，与先天之肾气（阳）合化，循皮肤之中，分肉之间，使邪不入内而卫护人体，卫为阳中之阳也。营、卫皆气之属，布散于胸中与吸入天阳之气相合，积于胸中者谓之宗气，宗气者，诸气之尊祖，总领营、卫之运行。营、卫乃不运动之水谷精微，在宗气的主持下运行周身，即营气、卫气矣。

　　宗气、营、卫为水谷化生之阳，是人体生养之理；人生赖气之运行以维持，此其事；以营养肢体百骸为体；以卫护肌体、抗御外邪，以固卫为其用。而气之运行，以三焦为其通路。《经》云："上焦出气、中焦出营、下焦出卫。""出"者，气运行之始点也，饮食化生之精微，均由三焦输出，散布周身，然物有其气，必有其味，精气盈满，化为浓浊有形之质，始显其味，名曰液。液随气之流行，淖泽而注于骨，内补脑髓。其清利者行于脉外，名曰津。津走腠理，泽肌肉，润皮肤，为阴中之阴，液之经气化由黄白变赤色者，行于脉管之中，名曰血。血为人神之所在，乃至贵至要之液，为阴中之阳。津在运行过程中，渗入孙络而归还经脉之中，成为血之组成部分，血中含营、津，津、血皆液类也。

　　液、津、血三者，为水谷化生之阴，亦人后天生养之理；人体以液之流行滋润营养为事；津以柔顺充泽见功，故以津为用；血为营养之本源，故以血为体。液在气的推动下，运行周身，而包络为诸脉之统，主脉，为心之外卫，代心行事，故心包为诸液之统。脉为人体液流通之沟渠，即人身之渎，液之流利取决于气，气既以三焦为道路，故《经》

云"三焦者，决渎之官，水道出焉"。三焦之经为手少阳，包络之经为心主厥阴，二者表里配合，为人体气液（营、卫、津、血）的运行通道，气液在运行过程中，所到之处，即该部属脏之阴阳。而部分上中下，脏类有心、肝、脾、肺、肾，三焦括五脏，五脏统三焦，二者互为经纬。若气液运行滞涩则为病，所在部位不同，证象各异，其用药自当随之而变。然营卫一体、津血一家，卫气津行脉外，营气血液行脉内，气领营卫，液统津血，故其药治，行气之药当兼行营卫，运液之药当津血并行。营、卫之药趋于表，津、血之药势在里。其功则卫行津自布，营行血乃养，故发卫阳者宣五津（汗、泪、涕、涎、唾）行营滞者可兼能养血。现谨据《内经》《本经》经旨，参以各家之说，结合临床所见，简述气液证治如下。

1. 气液滞涩诸病的三部说

（1）津液不行诸病证治

上部津液不行为痰，上焦乃心肺所居，心属火，火炼津为痰而贮于肺，药以半夏除痰为主，痰之顽者，则用南星以开之。

中焦乃脾胃所在，中脾恶湿，胃恶燥，胃不能腐熟水谷，脾不能散其精，则聚而为饮，药以干姜以温化之，饮之留而不去者，则以大戟以攻之，中部津液不行为饮。

下部津液不行为痃，下焦乃肾与膀胱所主，膀胱为州都之官，乃水液汇聚之所，靠肾之气以排泄。痃者，水聚于下，不能气化而出，药以茯苓以利之。水结之甚者，则用甘遂以逐之。

痰为饮之因心火而变浊者，痳为饮之因肾寒而清冽者，饮为痰、痳之源，饮为脾不散精而津液不行所变，故三者皆脾病所主。

（2）血液不行诸病证治

血液不行在上部为脓。上焦心肺之地，肺主气，心主血，血滞气郁则为肿，久甚而化为脓，药以败酱草之清火排脓为主，脓痈不溃者，以穿山甲决之。

血液不行在于中部为瘀，中焦乃脾胃所在之地，脾裹血，胃为水谷之海，血液不行则水湿与血兼合成瘀，药以大黄燥湿活血治其瘀，瘀久不去者，以生于湿土而具活血之性之土元以蠕动之。

血液不行在下部为瘀，瘀血者，积久而有腐气之血也。药以桃仁之破积血为主，积之坚者，可用生于水而气腐吸血之水蛭以化之。

脓为瘀血因肺气之郁而变，瘀为瘀血合肾水之腐气而成，瘀为脓、瘀之基，瘀为中焦脾胃血不运行而致，故此三者亦以脾病所主。

（3）营气不行诸病证治

上部营气不行为痹。痹者，闭也。《经》有"营不与风寒、湿气合不为痹"及"痹者，营卫行涩"之说，是痹由邪气侵入致营卫行涩。广义的痹，《经》按外邪性质有行、痛、着之分，按所病之部位分有五脏痹（心、肝、脾、肺、肾）及五体痹（骨、筋、脉、肌、皮）、胸痹、胞痹，又以部位不定，多转移，时间短者为众痹；周流全身，从上至下，或从下到上者为周痹。此外，还有热痹、血痹等。然无论何痹，均为营卫行涩之变也。上焦乃膻中、肺与心包络所在，膻中为气海，肺主气，包络代心受邪，为心之外卫，主脉。营、卫行涩者，肺、心、膻中之病也。故以和营通阳之桂枝为主，痹之甚者可用雄黄以开通之。

中部营气不行为劳。劳者，虚劳也，乃全身不得荣养之病。中焦乃营之所出，脾胃为后天之本，生化之源，小肠亦居中焦，《难经》称其为赤肠，为受盛之官，《经》称心之府，以其色赤，赤乃营血之色，乃水谷之精微即营气收受之所也，水谷由此变化为营，经脾散发而营运全身。若中焦营气不运，则全身无以荣养而成虚劳，故以饴糖之"补虚乏，止渴去血"（《别录》）者为主，瘀塞之甚者，用干漆以治之。

下部营气不行为痿。痿者，枯、燥、干也，为痿弱无力运动之证。《素问·痿论》篇第四十四在病因上他出五脏因热可发痿，并提出"肺热叶焦，发为痿躄"，在治疗上提出了"治痿独取阳明"的原则，并有脉痿、筋痿、肉痿、骨痿、痿躄诸名，但《素问·水热穴论》篇第六十一云："肾者，至阴也。至阴者，盛水也。肺者，太阴也。少阴者，冬脉也。故其本在肾，其末在肺，皆积水也……肾者，胃之关也……"的论述，肾为水脏，为先天之本；肺主气，朝百脉为水之上源；阳明胃为五脏六腑营养之大源。今将痿证列为下焦证者，是从其本而立言也。下焦为血、胞宫之地，冲脉又起于胞中，冲脉气血流注阻滞，则营气不运，不能渗灌溪谷以荣养周身，而痿弱无力，宗筋不得其养而肢痿，血海干枯，在女子为不月，在男子为阳不举，治之则应以阿胶之润养祛痰为主，痿之甚者可用枸杞以治之。

痹、劳、痿三者，皆由营之行涩，有病程之次第关系，痹之甚可为劳，劳之甚可成痿。痿乃痹、劳之渐，痹乃劳、痿之始，也可由痹转痿，如《痿论》所云："大经空虚，发为肌痹，传为脉痿。"究之，痹以病机立名，劳以病人体质立名，痿以证象立名，三者可较差互见也。

（4）卫气不行诸病证治

上部卫气不行为胀，胀为气聚不散之病也。张景岳云："凡胀病者，皆发于卫气也。"《灵枢·胀论》第三十五云"气之令人胀"。上焦为卫之所出，气之所出，上焦开发，宣五谷味，是卫气发散的部位。若卫气运行滞涩，出入失常即所谓卫气逆，则病胀。经将卫气之逆，并于脉复循分肉之间者为肤胀，若卫气逆而病及营者为脉胀。肤胀、脉胀，为胀在外者，其证可"排脏腑而廓胸胁，胀皮肤"，其甚者压迫、排挤脏腑，则为五脏胀（心胀、肝胀、肺胀、脾胀、肾胀）和六腑胀（胃胀、大肠胀、小肠胀、膀胱胀、三焦胀、胆胀），五脏胀及六腑胀为胀之在内者。然无论胀之内外，其病机皆为"卫气之逆"，治之当以宣发卫气之紫苏为主，气聚不散则易水湿内停，水湿内停则可用厚朴治之。

中部卫气不行为痞。痞者，否也。否，上下不通泰之病也。中焦居人身中央，乃脾胃之地，脾为人身气机升降之枢。此处卫气不行，则气机不得升降，阴阳不得交泰而为痞。《素问·五常政大论》篇第七十称五运平气曰"土曰备化""备化之纪，气协天体，德流四政……其用高下……其病否"。称其不及之纪为"卑监""卑监之纪，其病否塞"，又云"太阴司天，湿气下临，肾气上从，心下否痛"。中焦卫气不运则痰、食、寒、热诸邪易乘之，无物无滞者为虚痞，有邪有滞者为实痞，虚痞乃实痞之基由，《金匮》五泻心汤证，乃气、水、寒、热、虚痞之证。治痞证，当以能和中散结之枳实为主，痞久挟邪而实满者，可用槟榔。

下部卫气不行为疝。疝者，如山隆起之病。《灵枢·邪气脏腑病形》篇第四、《素问·长刺节论》篇第五十五、《素问·骨空论》篇第六十、《素问·大奇论》篇第四十八、《灵枢·经脉》篇第十、《灵枢·本藏》篇第四十七诸篇均论及，然《内经》成书非一时一人之手，其论疝亦类分不一。撷诸篇之义，其位在前阴、少腹及外肾，故列为下焦病。因足厥阴肝脉络阴器，少腹。肾主二阴，冲、任二脉起于下焦，故其病与肝、肾、冲、任有关。肝主风而善变，故疝有出入上下不常，类似狐之昼伏夜出之性，有此特点之疝名曰狐疝，或曰狐疝风。据其证状不同，又有五脏风疝之名。其命名，大抵与五脏所主时气逆有关，如心风疝者，心主火，主热，热则纵，当指以肿为主之疝；肝主风，风多变，以游走不定者为肝风疝；脾气湿，以多水湿而重坠者为脾风疝；肺主气，气不行则胀，以胀为主者为肺风疝；肾主气寒，寒性收引而痛，故以痛为主者为肾风疝。因疝之位在少腹阴寒之地，以寒证为多，故又有"寒疝"之名。据其证状，从少腹上冲心而痛，不得前后者为冲疝，又以病位在外肾者名曰癀疝，《经》又有痫癫、惊癫，妇人少腹肿、瘕聚、癥等类疝病，大抵是据疝之病因、病状、病位之不同，或系续发之证而命名，兹不赘述。

综上所述，疝为少腹、前阴及阴囊隆起有形之病，与肝、肾、冲、任有关。以寒邪侵入，或腹痛，或出入无常，或肿胀水湿，或上冲为证状，寒疝言其性，狐疝言其形，冲疝言其势，五脏风疝及癀疝言其象及位，皆为下焦卫气不行所致。其治当以行卫气、散肝肾阴寒为法，乌药为主，甚则可用温通肾阳之乌头。

表2 气液滞涩诸病三部表

三部	病药	包络主		三焦主	
		液（阴）		气（阳）	
		津	血	营	卫
上部	病	痰	脓	痹	胀
	药	半夏	败酱	桂枝	紫苏
		南星	穿山甲	雄黄	厚朴
中部	病	饮	瘀	劳	痞
	药	干姜	大黄	饴糖	枳实
		大戟	土元	干漆	槟榔
下部	病	㽷	虾	痿	疝
	药	茯苓	桃仁	阿胶	乌药
		甘遂	水蛭	枸杞子	乌头

2. 五脏气液滞涩辨证用药

五脏是人体官窍百骸之总领，各脏之气液运行滞涩，实则包容所属官窍体部之病，故称五脏证而不以病名之。现分述如下：

（1）肝脏气液滞涩诸证

肝气证：肝性条达舒畅，肝气运行滞涩则拂郁不宣，香附性宣畅，行十二经脉之气，解六郁，故为肝气证之主药。

肝营证：肝气温润，荣养筋脉，当归温润与肝同气，养荣而通利，故为肝营证之主药。

肝卫证：肝开窍于目，其液泪，卫气行则津液外出，葱能令人泪出，故葱为肝卫证之主药。

肝液证：肝液不行则筋脉拘挛，着而不去则痛，芍药可解筋脉挛急，除血痹而止痛，故芍药为肝液证之主药。

肝血证：肝藏血，血滞不行则收而不出，瘀结为患，桃仁活血祛瘀而具生发之气，故为肝血证之主药。

肝津证：肝津不行则目昏不明，燥而生风，决明子利五脏，明目平肝定风，性通利，故肝津不行者决明子为主。

（2）心脏气液滞涩诸证

心气证：心属火，主血脉，心气不行则血脉不得温通，营卫失和，桂枝助君火之气，温阳活血，调和营卫，故心气证以桂枝为主药。

心营证：心之营，脉内血液之赤色者也，滞而不行则火伏于内，牡丹皮色赤入心，性凉泻血分之伏火，通利而行滞，故心营证以牡丹皮为主药。

心卫证：心有太阳之象，寒邪不可侵入。若心卫不行，则阴寒乘之。心藏神，主血脉，病则液痹而神不安，薤白性温而滑，温能祛寒，滑能去滞。《大明》曰"生食饮涕唾"，舌为心之苗，唾出则舌润，又生食则汗出，汗为心之液，心卫通利心液出，李时珍曰能治"胸痹刺痛，下气散血"，孟诜曰"学道人长服之，可通神安魂魄"，故心卫证以薤白为主药。

心液证：心为上焦，津液不行则结为痰，心主血脉，血液不行则脉不通，旋覆花功能消胸上痰结，下气除噫而通血脉，故心液证以旋覆花为主药。

心津证：心属火，火易烁津，若津液不行，被火灼炼，则结坚，舌为心之苗，津坚结则干燥，心火不得津液之济，则易炎上。玄参味咸能软坚结，性滋阴可降无根之火，张隐庵云："禀少阴金水之精而上通于天"，故心津证当以玄参为主药。

心血证：心主血脉，血液在脉内流动不息，一有滞涩，血积脉内，与其流动之本性相激，而溢于脉外，且心主神明，血积于内，则心窍不通而失心癫狂，郁金苦寒入心，开心窍主积血，故心血证以郁金为主药。

（3）脾脏气液滞涩诸证

脾气证：脾为中土，升降之枢，其腑胃，其体肌肉，乃气血生化之源。脾土气运不利，则升降出入失常，营卫痹而不行，肌肉失其养而乏生气。李杲曰："厚朴可升可降。"所降者胃气，所升者脾气。《本经》谓其可治"气血痹，死肌"，故脾气证以厚朴为主药。

脾营证：中焦为营之所出，脾散水谷之精以营运全身，山楂能健脾行气散瘀血，消食磨积，故脾营证以山楂为主药。

脾卫证：脾土之卫气不利，则水湿为患而为汪洋，内结为饮，外发为肿。姜气芳味辛，芳能醒脾之气，辛能散水之结。成无己曰"姜枣味辛甘，专行脾之津液而和营卫"，乃姜卫、枣营也。又脾不运则饮食无味，姜能调中行阳，益脾畅胃，令人食有津味，故脾卫证，以姜为主药。

脾液证：脾土中宫，乃生姜浮沉之枢，上下内外之关，液不行则津不散发，血不清利。甘草味至甘，色兼黄赤，升浮降沉，上下内外，缓泄通补，无所不可，能尽土之能事。《别录》谓"……止渴通经脉，利血气"，朱震亨云"甘草梢，能行足厥阴、阳明二经污浊之血"，故脾液证以甘草为主药。

脾津证：脾津不行则痰饮结聚而口渴肌枯，陈修园称白术为"脾之正药"，能生津止渴，主死肌，痰湿流饮，故脾津证可用白术。

脾血证：脾生血，脾血不行则新血不生，血瘀闭于内。陈修园曰："大黄色正黄而嗅香，得土之正气正色。"《本经》云："主下瘀血，血闭……推陈致新。"故脾血不行可用大黄为主药。

（4）肺脏气液滞涩诸证

肺气证：肺主气，其舍皮毛，营卫之运行大会与手太阴，肺气不行则风寒之邪自毛孔而入，卫气闭固，营气滞涩，则津液不行而无汗发热而憎寒。麻黄发表出汗，通腠理，通九窍。元素谓能"祛营中寒邪，泄卫中风热"，《别录》云"通腠理，解肌，泄邪恶气，消赤黑斑毒"，时珍谓"麻黄乃肺经专药"，故肺气证以麻黄为主药。

肺营证：肺气清肃，最畏火刑，受火则营血不行而烦渴衄血。藕生于污泥，色洁白而孔窍玲珑，煎汁色红似血，富营养之质，出污泥而色白，象土之生金，多孔能通气，象肺之功，煎汁色红，乃营之质，能止烦渴衄血，祛瘀血。《本草经集注·甲本》云："藕皮散血，起自疱人。"故肺营证以藕为主药。

肺卫证：肺卫不通，鼻塞不利而涕不畅，痰内聚。芥子通肺窍，利痰涕，故肺卫证以芥子为主药。

肺液证：肺液不行，则痰饮内结，肺主气，气为血帅，血亦易积。葶苈子泻肺之痰饮。《本经》云"主癥瘕积聚结气"，时珍云"通月经"，徐灵胎谓其泻从上焦开始，故肺液证以葶苈为主药。

肺津证：肺津不行则肺燥消渴而肠秘，痰结咳嗽而咽喉不利，津不泽肤则曰皮枯。成无己曰"（栝楼能）润枯燥而通行津液，利大肠，止消渴，悦泽人面，润肺燥，涤痰结，利咽喉"，故肺津证应以栝楼为主药。

肺血证：肺主气，肺血之不行，由于其之郁结。时珍谓川芎为"血中气药"，即能入血分的行气药，能行气开郁，治一切风，一切气，破癥结宿血，故肺血证以川芎为主药。

（5）肾脏气液滞涩诸证

肾气证：肾气不利，则精虚髓空，齿落志馁。冲脉不行则惊痫崩带。鹿、麋为仙兽，卧则口鼻对尾闾以通督脉，其角发达之最，其茸中又多血。其角之解，鹿在夏至，麋在冬至，乃得天地之阴阳之极气之物，能补精髓，养血，强志固齿，主惊痫漏下，瘀血诸疾，故肾气证以鹿（麋）茸为主药。

肾营证：肾营不行，则骨髓空虚，恶血留内，胞漏下血。地黄，《本经》谓"主……伤中，逐血痹，填骨髓"，《别录》谓"主男子五劳七伤，女子伤中胞漏下血，破恶血……补五脏内伤不足，通血脉，益气力"，故肾营证以地黄为主药。

肾卫证：肾卫不行，则寒湿内侵，发为痹麻痿躄，拘挛，膝痛厥逆。附子性走而不守，色黑质重入肾。《本经》谓："主治风寒咳逆邪气，温中，寒湿踒躄，拘挛膝痛，不能行步，破癥坚积聚，血瘕，金疮。"《圣惠方》以风痹肢痛为营卫不行之病，治方以乌头为主药，故肾卫证可以附子为主药。《本草拾遗》治耳卒聋闭，用附子醋浸塞之，耳卒聋闭者，亦肾窍卫气不行之证。

肾液证：肾液不行则燥而渴，阴弱而精髓不充，血虚志馁，腰脚酸痛。龟板益肾滋阴而除燥渴，补益精髓。龟性灵而长寿，资志强腰膝，龟首常缩藏于腹，能通任脉以行血。故肾液不行证以龟板为主药。

肾津证：肾津不行则骨热消渴，筋骨软弱，烦热嗌干，阴痿不用，阳事不举。枸杞根深达于黄泉，能取地下水分以生长，果形似肾而色赤。肾在五行属水，位北方至阴之地，其象坎，一阳居二阴之中，枸杞根味苦应肾之用，果形似肾且味应肾之体，色赤属阳，如坎之中爻。枸杞造化之机与肾仿，能引肾中津液上奉以治消渴嗌干，精气得行而愈阳痿、兴阳事、坚筋骨。故肾津不行者应以枸杞（根、果）为主药。

肾血证：肾血不行，则骨折伤难愈，瘀久骨中酿毒，牙为骨之余，血不行则作痛；耳为肾窍，血不行而失荣养，则耳鸣耳聋。骨碎补破血止血，主骨中毒气疼痛，牙动而痛、耳鸣耳闭，时珍谓其为足少阴药，能入骨。故肾血不行可用骨碎补为主药。

表3　五脏气液滞涩辨证用药表

五脏	阳			阴		
	气	卫	营	液	津	血
肝	香附	葱	当归	白芍	决明	桃仁
心	桂枝	薤白	丹皮	旋覆花	玄参	郁金
脾	厚朴	姜	山楂	甘草	白术	大黄
肺	麻黄	芥子	藕	葶苈	栝楼	川芎
肾	鹿茸	乌头	地黄	龟板	枸杞（根、果）	骨碎补

1. 五伤寒证治述要

（1）治热法

《经》云"热盛则肿""寒胜热""热伤脉"，苦胜热。

论曰：热，阳也，在地应火，在人应心，旺于夏时，位南方至阳之位，热用为光，盛则庞大病肿，热为阳，阳伤阴。

热在心为本邪自伤，在脾为虚邪，在肝为实邪，在肾为微邪，在肺为贼邪，肺属金，金畏火克故也。故经亦云"热伤气"，气为肺所藏也。

治热总诀：

君以苦味，助以甘腻，益以酸味之药。心苦缓，急食酸以收之也。

诸经热主药：

心热者，黄连主之；肝热者，龙胆草主之；脾热者，苦参主之；肺热者，黄芩主之；大肠热者，黄柏主之；肾热者，地黄主之；脑络热者，栀子主之；小肠热者，大黄主之。

本脏所属诸热主药：

《经》云"心恶热"，言气太过也。

心热者，黄连为主。在体为脉，牡丹、茜草、地锦、百脉根（按，尚志钧《唐·新修本草》草部中品之下卷第九曰："百脉根，味甘、苦，微寒，无毒，主下气，止渴，去热，除虚劳，补不足。酒浸若水煮，丸散兼用之，出肃州、巴西……"云云）为主（注：百脉根是一个曾经失传的药，最早见载于《唐本草》，到明代李时珍的时候，知道它的人已不多，所以《本草纲目》上说："百脉根，肃州岁贡之。千金、外台大方中亦时用之，今不复闻此。"《唐本草》说它"叶似首蓿，花黄，根如远志"。这一失传的药疗效诱人，"且曾是"贡品"，有进一步研究价值）。

其充为营，苦苣、败酱为主；其华为发，蓟、桑椹为主；开窍于舌，朱砂为主；其液为唾，戴浆为主；其识为神，犀角、牡蛎为主；其络心胞，鸡子黄、栀子为主；其腑小肠，大黄为主；其气噫，代赭石为主。

（2）治寒法

《经》云"寒盛则浮"，寒盛于外，表里不通也，"湿胜寒"，土克水也。"寒伤骨"，甘胜寒。

论曰：寒，阴也，在地应水，在人应骨，旺于冬时，位北方至阴之位，寒为暝，故闭外而内不通也，寒为阴，阴伤在阳。

治寒总诀：君以甘味，臣以酸臊，益以咸味。肾苦燥，急食咸以润之也。

诸脏寒主药：

肝寒者，茱萸为主；心胞寒者，紫豆蔻为主（心无寒证，心寒则死）；肺寒者，细辛为主；脾寒者，干姜为主（或云心寒者，以细辛为主；肺寒者，以冬花为主亦痛）；本脏寒者，桂为主。

本脏所属诸寒主药：

肾寒者，桂为主。

在体为骨，薯蓣为主；在充为髓，胡桃、大豆为主；在华为齿，豆卷为主；开窍于耳，云母为主；其液为唾，附子为主；其舍为志，鹿茸为主；其腑三焦，茯苓为主；其气喝，栗仁为主。

（3）治风法

《经》云"风盛则动""燥胜风""风伤筋"，酸胜风。

论曰：风者，天之用也，在地应木，在人应肝，旺于春时，位在隅，少阳之处也，风功在散，春德在温，散盛故病动，变温为暴也，风旺在丑，是月天气尚寒，故风来挟寒，谓之风寒。风终在辰尾，天气入热，故风终则燠热，谓之风热。

风寒、风热，行于丑、辰，丑、辰邪隅也，故二者为邪疫。

治风寒总诀：

风寒则僵。

君以甘味，臣以酸臊，佐以辛香使就温也。

治风热总诀：

风热则枯。

君以酸涩，臣以苦味，佐以甘腻，使就缓也。

诸脏风主药：

风在肝者，芍药为主；风在心者，黄肉为主；风在脾者，枳实为主；风在肺者，黄芪为主；风在肾者，蒺藜为主。

肝经所属诸风主药：

肝经所属，足厥阴经，王瓜根为主。

在体为筋，葛根、旋覆花为主；在充为血，鄂茹、新绛、韭为主；其华在爪，阿胶及诸胶为主；开窍于目，雀卵为主；其液泪，鲍鱼汁为主；其舍魂，石决明、龙骨为主；其气喷，李子为主。

（4）治湿法

《经》云"湿胜则濡""风胜湿""湿伤肉"，淡胜湿。

论曰：湿者，地之用也。在天应雨，在人应脾，旺于岁下，位在地中，为至阴之气也。湿功在润，其德为缓，湿甚则萎而不收，故病为濡，雨旺在未，是时天气尚热，故湿来兼热，谓之湿热，湿热则病霉腐。湿终在戌末，天气转寒，故湿则露寒，谓之湿寒，湿寒则洞下。

湿热、湿寒二气，起于四隅，故为邪疫。湿在脾为本邪，《经》云：脾恶寒。在心为虚邪，在肺为实邪，在肝为微邪，在肾为贼邪。

治湿热总诀：

湿热则腐。

君以焦苦，臣以平淡，佐以涩味，使就凉也，菖蒲、木香为主。

治湿寒总诀：

君以平淡，臣以甘腐，佐以滑利，使就温也。

治湿总诀：

君以辛味，臣以咸腥，佐以苦味。

治诸脏湿主药：

湿在脾，苍术为主；湿在肝，瞿麦为主；湿在心，葶苈子为主；湿在肺，杏仁为主；湿在肾，茯苓为主。

治本脏所属部湿主药：

《经》云"脾恶湿"，足太阴经，术为主。

在体为肉，黄芪为主；在液为涎，半夏为主；其充精，干姜为主；其舍意，石脂为主；其华肌，防己为主；其气吞，生姜为主；开窍于舌，诸椒为主。

（5）治燥法

《经》云："燥胜则干，湿热胜燥，辛胜燥，燥伤皮。"

论曰：燥，阴邪也，地之用也，在天应燥，在人应肺，旺于秋时，其时天气上升，地气下降，水火俱收，其气为凉，功在肃，天净水澄，草木萎脱，万物干枯，燥则枯故也。燥无生德，故为阴邪也。

燥在肺为本邪，在脾为实邪，在肾为虚邪，在心为微邪，在肝为贼邪，金克木也。

治燥总诀：

君以咸味，臣以甘腐，佐以辛芳，开诸窍也，以通闭气，得以行津液也。

治诸脏燥主药：

肝燥者，旋覆花为主；心燥者，牡丹皮为主；脾胃燥者，大黄为主；肺燥者，葶苈子为主；肾燥者，泽泻为主。

治本脏所属诸燥之药：

肺恶燥（收、闭、枯也），葶苈子为主。

在体为皮，白芷为主；其充在卫，葱白为主；其华在毛，茅草为主；开窍于鼻，辛夷为主；其液为涕，杏子、苍耳子为主；其舍为魄，钟乳为主；其气嚏，牙皂为主。

燥为死德，非易为疗，按仲景用药秘义，燥名萎，用五仁为主，肝燥用李仁，心燥用桃仁，脾燥用麻仁，肺燥用杏仁，肾燥用栗仁。陶氏《辅行诀》五劳大汤皆治燥之方，乃开天之秘文也（文略）。

衣按：据考本节治伤寒五邪诸法首条"《经》云"文字，

皆非《经》中一篇所载之条文，今据出处之不同，以引号分分隔。无引号文字，系张大昌先生据《经》旨变通化裁之句。其中"苦胜热"句式者，原稿皆在如"热伤脉"类句之前，为方便行文调至其后。现将"《经》云"五条出处列表说明，并在表后对"苦胜热"等五句，据己之见略做辨析说明，不妥之处在所难免，敬请读者明察教正。

表4　五伤寒证治表

治热法	治寒法	治风法	治湿法	治燥法	说　明
热胜则肿	寒胜则浮	风胜则动	湿胜则濡	燥胜则寒	皆出自《素问·阴阳应象大论》，经中诸"盛"皆作"胜"，治湿法"濡"字后有一"泄"字（《素问·六元正纪大论》同）。
寒胜热	湿胜寒	燥胜风	风胜湿	湿热胜燥	①②③均出自《素问·阴阳应象大论》（《五运行大论》同）。④⑤均出自《太素》。⑤《太素》文无"湿"字（《太素》文，系据《重广补注黄帝内经·阴阳应象大论》注所引《新教正》文）。
热伤脉	寒伤骨	风伤筋	湿伤肉	燥伤皮	①出自《素问·阴阳应象大论》，④⑤均出自《太素》。②出自《素问·阴阳应象大论》（《五运行大论》同），余皆出自《太素》。《太素》之据同上。
苦胜热	甘胜寒	酸胜风	淡胜湿	辛胜燥	据《内经》及《辅行诀》义旨变通化裁，详说见下。

"苦胜热"诸条所治，为四时气淫盛致邪，所用之味，为能胜该邪气者，然《经》中均无此类原句。揣度其所以，当系师据《内经》诸篇，结合《辅行诀》五脏补泻理论变通化裁而成者。

诸如治热、寒、风三邪所用之苦、甘、酸三味，皆分别是邪气四时归属对应泻法诸方中君药之味（即体味）。泻法所治为实证，"实"者邪气实之谓。

然其治湿、燥之法却与上三邪所用之味不同。

湿为长夏之气，对应脾，所用之味"淡"（乃甘之属），却系脾土之用味，《辅行诀》作为补脾方中君药之味。揣度其所以，当时脾湿之邪与热、寒、风归属不同之理。

前述热、寒二气之太过不及，取决于太阳，即天阳所主之气；而燥、湿二气太过不及取决于地上之水，风之气虽为寒、热、燥、湿四气流动之事，但毕竟行于地上，故亦从属于天阳之气。

根据天地之气阴阳反作之理（详理请参见拙著《伤寒论阴阳图说》一书），其治疗法则亦当反作。地气之补，实即天气之泻，故治湿之补脾用淡（甘），实即泻天阳之气。《素问·至真要大论》云"湿淫于内……以淡泄之"，可谓与此说贯通者。

治燥之法，所用为辛，既别于热、寒、风用泻，又异于治湿所用之补，乃对应燥气之肺金之化味，更易令人视为离奇。

燥与湿虽同为地气之阴水所主，但燥有寒热之分，乃受天阳主导之故。寒燥始于秋，极于冬，乃水湿因寒凝而不散之象；热燥乃火热之气灼耗水液至于干涸之象。辛味善于散布，能疏散寒凝之湿以已燥。肺对应秋燥之气，为燥之始，言肺主燥者，乃从始而论；而《素问·脏气法时论》所云"肾苦燥，急食辛以润之，开腠理，至津液，通气也"，是以燥之终而论。而肾气寒，原天阳所决定之气，故燥为肺金之主气，不言肾主燥。治燥之法，亦从肺而论而不从肾说。

燥为地气阴邪，治当取其所主肺之用味酸者以补之，寒（凉）为天阳主导之气，治之又当取肺之体味咸以泻之，如《辅行诀》云："肾苦燥，急食咸以润之……"本条治燥之法所取，乃体用合化之辛，兼具体用之功。辛又为肝之用味，可补助疏散之力，又为脾之体味，可泻湿凝，则肺金气化复常，燥邪得平。

《内经》运气诸篇论六气，有在天在泉、客主加临、始终胜复、天符岁会等等诸说，繁而隐晦。先师据《内经》《辅行诀》所论之五伤寒治法，出于《经》而不拘于经，简而明快，更为重要的是，表达了他用《辅行诀》学理研究经方治疗外感天行病用药思路，值得深入探索。

2. 自拟五胜汤

胜燥汤：细辛、干姜、甘草、知母。
胜湿汤：苍术、黄连、云苓、防风。
胜热汤：黄连、黄芩、黄柏、生地。
胜寒汤：饴糖、干姜、甘草、大枣。
胜风汤：葛根、石膏、白芍、甘草。
衣按：此五胜汤，系余从别本笔记中录出之师拟方，附加于此。揣此五方之组成，与前文所述用药法度不一。五方之义，不离五脏苦欲之迹，君药为五淫相关之脏有特功者，臣药为与君药性味近而有助者，佐药为防君药之过而有益于祛邪者，使药为五淫被制胜者，谨将五胜汤方义列表于后，其中胜热汤中之黄柏，改为大黄，自觉更为允贴。

　　此五胜汤方中药物书写次序，疑有失君、臣、佐、使之序者，其中云苓与防风、黄柏（大黄）与生地、干姜与甘草、白芍与甘草，似应互易其位。据意列表如下：

表5　五胜汤方义表

方名	君		臣		佐		使		方功
	药名	功用	药名	功用	药名	功用	药名	功用	
胜燥汤	细辛	辛温润肾燥	干姜	温中土以布津液	甘草	益气生津防辛、姜伤气津	知母	滋阴已燥	温阳已燥
胜湿汤	苍术	苦燥脾土之湿	黄连	苦寒燥湿	防风	辛温疏散而胜湿防术、连苦下寒燥太过	茯苓	淡渗利湿	苦燥祛湿
胜热汤	黄连	苦寒之折心火	黄芩	苦寒清肝以制火母	生地黄	滋阴清热防芩、连生燥	大黄	苦寒下热导热下出	苦寒胜热
胜寒汤	饴糖	甘平养心气	甘草	甘温补中制肾	干姜	辛散温阳防糖、草甘缓之过	大枣	益气建中	辛甘化阳
胜风汤	葛根	甘平解痉缓肝急	石膏	甘凉收重制风之动	甘草	补中土防肝风传	芍药	甘酸益阴出挛	缓急祛风

　　注：饴乃麦之精，麦成于夏，得火之气，故能胜寒。

（三）太阳黑子和五星占

1. 太阳黑子

中国对太阳黑子的观测有悠久的历史，《周易》中有

"日中见斗""日中见"的记载，说的可能是因此严重影响着人类社会生活的生存利益，这是很恐惧的自然灾难。

1972年马王堆出土汉墓发现，古人认为太阳黑子对地球和人类生活的影响比较大。太阳黑子群大量的出现，会使太阳表面异常昏暗、变黑，影响到刮风，甚至夏天无光亮、无热量而死亡，连续两个月乃至"数月"光照弱、温度弱，大量的植物因缺少阳光而死亡。帛画上方，画着一轮红日，中间蹲着一只乌鸦。据考证，这就是中国古代神话所说的"日中乌"，这应该认为是对太阳黑子现象的艺术描述。在中国的史书中，观测到太阳黑子通常都记为"日中有黑子""日中有黑气"等等。例如，《汉书·五行志》记载：成帝河平元年"……日出黄，有黑气大如钱，居日中央"（据考证，"乙未"应为"己未"）。这是公元前28年5月10日的太阳黑子记录，是中国史书中的第一条黑子记录。史书中的太阳黑子记录，在宋代郑樵编纂的《通志》和清代编辑的《古今图书集成》中都有系统的整理和归纳。在近代，国内外一些研究者，以中国的朱文鑫和日本的神田茂所整理的黑子表为最完善。在中国的地方志、笔记、杂著和其他书籍中，也有相当数量的太阳黑子记录，目前正由有关研究单位组织普查和整理。

从太阳黑子运动，到太阳辐射地球的总量，再到局部地区的气候变化，宏观环境构成了一个重要的变量。在此基础上，人类与环境的交互促使瘟疫开始爆发和流程。

目前科学家在2019年12月末重新观测到太阳黑子活动出现，这意味着太阳黑子活动周期还是正常的，太阳黑子的重新出现表示地球不会进入真正的冰河期，但是根据11年的活动周期，人类需要为2030年迎来的"小冰河期"做准备，因为会让地球再次进入"小冰河期"，从而再次发生大雪灾。

2020年3月23日至3月29日，国家天文台在日面上没有观测到活动区，没有发生过C级及以上耀斑。

太阳黑子的活动周期大约是11年，目前正处于太阳黑子活动的空隙期，而且已经接近尾声；在2019年内有288天没有出现太阳黑子，前面有连续40天没出现太阳黑子，在12月25日，太阳南半球出现两个新的太阳黑子，预示着第25个太阳黑子活动周期的到来，预计会在2025年7月达到顶峰。

太阳黑子是太阳表面一些温度偏低的区域，显现出来较暗的图样，同时也是磁场集中的地方，一个中等大小的太阳黑子和地球差不多大，最大的直径可达20万公里，太阳黑子的多少与太阳活动情况密切相关，早在1848年，天文学家沃尔夫根据前人的记录发现太阳黑子出现的周期规律，平均为11年。

天文学上规定，太阳黑子周期数从1755年开始数起，比如2008年到2019年就是第24个太阳活动周期；需要注意的是，太阳黑子的平均周期（11年）只是反映整体上的一个规律，实际周期和太阳活动有关，有时候周期可能长达13年，有时候又缩减为9年。

如果我们记录太阳黑子在每年当中的缺席天数，就可以得到下面数据（截止2019年12月28日）：

可以看到，在2019年内已经有288天没有出现太阳黑子，在太阳黑子缺席的历史上，属于第二长的时段，排第一的是1913年，太阳黑子缺席天数高达311天。

太阳活动对地球的影响非常大，在太阳活动频繁的时候，此时太阳黑子也会成群出现，并对地球磁场产生影响，甚至出现磁暴，使得指南针失效，甚至会干扰到鸟类的方向识别，无线电通讯也将受到影响。

在 2012 年，日本科学家发布了一条数据，说太阳黑子在太阳南北半球出现异常，可能会引发太阳磁极的颠倒，由于太阳磁极颠倒和地球历史上的冰河期有关有说法称地球将进入小冰河期。

在 2019 年 12 月 25 日，天文观测发现两个太阳黑子，其中一个南半球的太阳黑子，磁场极性和旧的第 24 周期太阳黑子完全相反，说明这是一个全新周期的太阳黑子，太阳正在逐渐进入第 25 个太阳黑子周期。

新太阳黑子的出现，说明太阳活动的最小值不会一直持续下去，在接下来的几年内，太阳活动将逐渐增强，预计 2025 年 7 月的时候达到最大值，并预测新周期太阳黑子的平均强度与第 24 周期相似。

近年来，气候问题一直是科学家们担心的问题，冰河期意味着全球平均气温降低，实际上，地球表面的平均温度是在逐年上升的，很大可能就是温室效应导致的全球变暖。

2. 五星占

长沙马王堆三号汉墓出土的帛书《五星占》，是迄今为止在我国能见到的最早的天文专著。《五星占》整书约有8000 字，前半部为五星占的占文，后半部为五星行度表，古人根据观测到的景象，以列表的形式记录了从秦始皇元年（公元前 246）到汉文帝三年（公元前 177）70 年间木星、土星、金星的位置，以及这 3 颗行星在一个会合周期的动态变化。

经研究考证，《五星占》所记载的金星、土星、木星的会合周期与当今采用科技手段所测值之间的误差仅有万分之几，其精确度令人惊讶。说明那时的天文学家就已经把行星动态的研究，和位置推算有机地联系起来了。

据有关人员考证，《五星占》的内容其实是战国时期《甘石星经》的内容，《甘石星经》成书的年代为公元前370年至公元前270年，也是世界上现存最早的天文著作之一。

值得注意的是，此时期正是淳于意得传《汤液经法》，实践其学术，并传学于冯信的时期，《五星占》的学术会对天行病的诊疗产生一定的影响。但是，笔者认为，仍然不会受到运气学说的影响。

因为干支纪年传说出自黄帝时代，实际是萌芽于西汉初，始行于王莽，通行于东汉以后。汉武帝以前就有用干支纪年者。可是，所用即太岁纪年，用太岁所在纪年，干支表示十二辰（把黄道附一周天分为十二等分）。木星11.862年绕天一周，所以太岁约86年多走过一辰，这叫作"超辰"。此时，干支纪年也有使用，在颛顼历上，知西汉武帝太初元年（公元前104）是太岁在丙子，太初历用超辰法改变为丁丑。汉成帝末年，由刘歆重新编订的三统历又把太初元年改变为丙子，把太始二年（公元前95）从乙酉改变为丙戌。由此知，西汉时期的干支纪年存在与太岁纪年转换的一些混乱。到东汉时，历学没用超辰法，所以太岁纪年和干支纪年在太始二年表面一样。汉章帝元和二年（85），朝廷下令在全国推行干支纪年。从此干支纪年固定下来，并一直延续至今未再混乱。《素问》第七卷亡佚已久，唐王冰据其先师张公秘本补入《天元纪大论》等所谓"七篇大论"。实际上是另一部医书《阴阳大论》。以其用甲子纪年，便可断定必在东汉汉章帝元和二年（85）颁布四分历之后。

因此可以确定，《汤液经法》的学术内容与五运六气的七篇大论无关，《素问·脏气法时论》是它的学术基础。有人故弄玄虚，自鸣深不可测，声称用五运六气，奇门遁甲破释《辅行诀》取得成果，装神弄鬼，不择手段，真是令人忍俊不禁。笔者并非在此否定运气学说，而是在于说明运气学说在《汤液》时代尚未问世，用来研究《汤液》学术原貌是方法上的错误，不可能有什么有价值的成果，最终是自欺欺人。

有数据指出，古代中国平均 6.1 年发生一次重大疫情：从公元前 243 年到 1911 年，在这 2154 年里，中国发生重大疫情共 352 次；其中，秦汉 34 次，三国 8 次，两晋 24 次，南北朝 16 次，隋唐 22 次，宋金 70 次，元朝 24 次，明朝 39 次，清朝 115 次。

2019 年属于己亥年发疫疠，秦汉时期的瘟疫仅只有一次发生在己亥年，即公元前 142 年，汉后元二年，己亥年，十月，衡山国、河东郡、云中郡民疫（摘自《史记·孝景本纪》）。

时气，即疫病，见《肘后备急方》卷二，亦名疫疠、天行、时行、时疫，是因气候失常而流行的疾病。

从太阳黑子运动，到太阳辐射地球的总量，再到局部地区的气候变化，宏观环境构成了一个重要的变量。在此基础上，人类与环境的交互促使瘟疫开始爆发和流程，正如猪牛鸡等家畜家禽的驯化带来了大部分疾病，而人类贸易网络的扩散则给疾病的传播提供了最好的温床，展示了一种大历史观。

八、经方诊治新型冠状病毒肺炎之我见

（一）武汉疫疠战始末

1. 始发"封城"到解除"封城"

2019 年农历十一月十三日（大雪后第 1 天，公历 12 月 8 日）首次报告武汉出现不明原因肺炎，疫情猛烈传播，迅速波及全城。

2020 年农历正月十八日（公历 2 月 11 日），由世界卫生组织总干事正式宣布将此病毒命名为 COVID-19。

2019 年农历十二月二十九日（公历 2020 年 1 月 23 日）武汉开始封城；2020 年农历 3 月 16 日（清明节后第 4 天，公历 4 月 8 日）解除封城，前后共 76 天。

据有关报道，湖北中医药使用率超八成，首批国家中医医疗队治疗重症显成效。中国中医科学院发布消息称，首批国家中医医疗队在主要收治重症新冠肺炎患者的武汉市金银潭医院取得成效。随着医院及患者对中医药的逐渐认可，自 1 月 29 日医疗队接管病区至 2 月 15 日，已经累计治愈出院患者 35 名，收治患者均为重症患者。

此外，据湖北省卫健委发布的数据，截至 2 月 16 日 24 时，湖北省 225 所定点救治医院中，确诊患者的中医药使用率达 83.3%。全省 42 家定点中医医院中，中医药使用率 96.4%，患者发烧、乏力、咳嗽等症状和影像学显著改善，总有效率为 81.3%。

从全国来看，在 2 月 17 日国务院联防联控机制新闻发布会上，据国家中医药管理局医政司司长蒋健介绍，全国中医药参与救治的确诊病例共计 60107 例，占比为 85.20%。其中，湖北以外的地区中医药的治疗确诊病例的治愈出院和症状改善占 87%。

4 月 20 日，国家卫生健康委在首都机场举行仪式，欢迎中国疾控中心 66 名国家援鄂疾控队员及 8 名赴鄂社区防控小分队队员圆满完成任务，返回北京，这是最后一支撤离武汉的援鄂抗疫国家队返京。

从上简述疫情来看，传统中医在此次疫疬战中，起到了重要的作用，创建了不可磨灭的奇功伟绩，成为世界民族医学防治疫病的光辉榜样。

2. 疫情特点分析

从上述这次我国国内尚未完全平息的疫疬大战的简要过程来看，它起于己亥年终太阳寒水之气当令之时。第一例发现后一节，即进入笔者所称的"藏冬之季"（冬至到立春）。立春时春节已过，而正是疫情迅猛扩散传播的时期，是一年中太阳光照最弱最短的阶段，天气寒冷是必然的。但是，实际气候并非十分寒冷，就笔者所在的冀南而言，几乎没有几天是零度以下，天气反而为多阴多雾霾的阶段，当时疫病中心武汉的温度会更高一些。尽管如此，总是在冬天，据有关资料当时武汉的气候也是阴雨较多，也就是说当时的实际气候是寒湿。气温不太低仍称为寒而不称为温者，是因毕竟在冬天，在一年中仍是最冷的时期。此时为一年中最冷之时，被称之为终之气太阳寒水。此时所以称之为藏冬，是与暑之长夏湿热对言。阳气阴精内藏不出，水液寒凝而地坼，谓之寒燥。出现怠倦乏力、干咳、少痰、咽干咽痛咽痒、清涕、轻度发热或不发热等燥证症状，燥甚者可见小量咯血或痰中血丝。此寒燥之气，温化之品即可蒸化因寒之燥为湿气。

疫情既然初发在此藏冬之季，可认为当时的气候是导致疫病发生的诱发原因之一。究其疫疠病毒之成因，依运气理论之说，是气交升降失常，造成抑郁否塞，天地迭移，三年化疫。现代科学认为本次冠状病毒的形态性质，是十多年前非典病毒变异而成，或还有其他因素致变。故发病当时的寒湿之气，并非是病毒形成的唯一原因，因为它要有"三年化疫"或更长时间的变异过程才能形成。此疫疠之毒的形成，要追忆丁酉、戊戌、已亥三年（即 2017、2018、2019 年）运气情况。

据国家中医药管理局龙砂医学流派代表性传承人、安徽中医药大学教授、无锡市龙砂医学流派研究院院长顾植山推算，此疫疠之毒乃伏燥之木疠，在此处顾氏提出了冠状病毒肺炎不适合用金（肺）疫名称的说法。而且，有些冠状病毒病人早期并没有肺部病灶，甚至有的病人没有明显发热和肺部炎性病灶，有些则以消化系统、神经系统、心血管系统症状，甚至以眼科症状为首发表现，或直接发展为呼吸窘迫，也支持顾氏这一说法。

笔者认为，顾氏所引"木疠"之说，出自《素问》。刘舒温之遗篇《刺法论》和《本病论》，是综合王冰所补七篇大论而成，其学术细节难以完全相同。笔者认为，只要遗篇有称"木疠"的资料，又符合本次疫疠的临床症状，即称为"木疠"，而不称肺（金）疠也是无何不可。

因为王冰所补七篇大论涉阴阳合流的基础，在《天元纪大论》中再次出现了阴阳五行合流的条文，即"天地者，万物之上下也；左右者，阴阳之道路出；水火者，阴阳之征兆也；金木者，生成之始终也"。运气学是把金木作为一对阴阳对待的，它们之间的交互关系是对立的统一，即昼阴阳的关系，即所谓的金木交互的关系，因此彼此名称的交互使用，只要理解其实质，是完全可以的，如外感喘咳是因肝不宣发所致，也可说是肺不收降而成。当然其中有一个时间问题，如把黑夜当白天，那就是颠倒黑白了。可以说，用金木互称的方法，研究五星中金星和木星的运行关系是合理的，它们在位置上有东西的差别，在运行上有速度的快慢区别，同时这也是它们互相交互的内容，是一种必须研究方法。

疫疠发展变化的气候情况可以说明，寒湿是此次疫毒的诱发原因，或者说是病毒复制传染的适应环境。针对当时的气候条件设立治疗中医方案，是减少病邪传入人体的机会，而不是根除病毒的办法。同时，有的非中医学者，用研究中药对病毒或菌类是否有杀灭或抑制作用，来评价中医药是否有防疫抗疫效果的方法是极不合理的。

由此我们可以推导出随着气候的变化，同一种病毒感染者的病情轻重也有所不同，如这次寒疠风的发病，出现和发展在寒和风当令之时，愈在温热阳升之时，是其规律，治疗上应当是以温热升阳为主，慎用寒凉和动风药。

我们传统国医防治疫疠之所以疗效高，是因为它主要是针对病毒侵入体后，对脏腑气血津液的损伤所导致的证状而发生效果的，其目标不是杀灭病毒或菌种，而是以药物的四气五味，调整气候失常所形成的升降出入失序，如《辅行诀》所提出的"升降阴阳，交互金木，既济水火"三大法则，承平五脏体用的失衡，使毒邪失去入侵体内和在体内生存的条件，从而达到防治疫疠的目的，即所谓扶正祛邪。调整升降出入之机，是一切疾病的治疗方法。就天行病而言，正损一分，则邪进一分；正复一分，则邪退一分；邪退一分，则正复一分；邪进一分，则正损一分；二者相互不离。

这是治疗疫疠的重要法则之一，即所谓的烈性传染病无论是初起，或是病程日久深重，时时刻刻不忘扶正二字。四神方用药法则最重要的一条，即是各方与五脏补泻方用药法则的统一。而且审查五脏补泻方中，大小补肺，救误泻肺肺证主治文，均属冠状病毒肺炎中常见证状，其中泻肺汤所用之葶苈、大黄、栝蒌等又系冠状病毒肺炎中常见的白肺、呼吸窘迫综合征等急证、重证、危证症状；凝息补肺汤更像是治正虚至极之虚热咯血。可以说，五脏诸补泻肺方与二旦、青龙大小汤在冠状病毒肺炎中的应用，本身即是外感天行与五脏补泻统一的模式，换言之，也是《汤液经法》和《伤寒杂病论》的模式。我们有必要将《伤寒》和《金匮》重新回归为一，这才是回归传统经方的学术理念。

3. 疫情发展迅猛阶段

己亥年除夕前一天，武汉宣布封城，标志着武汉疫情进入紧急爆发的严重阶段，庚子春节初一日，国家第一批中医援鄂医疗队进驻武汉，有资料说当时数天，武汉发热门诊人次高达每日 1500 人以上。此阶段为四季中二阴（少阴、太阴）交尽，阴尽阳生阶段，其气寒极生温而多风，气温则水不冰，阳升蛰虫出而闻鸣，雷声响是阳气异常之动，其常气被称为厥阴风木，时在大寒到次年惊蛰。在五脏之气归肝木，也是万物生机萌动之时，即所谓"在天为风""在地为木"。其温升萌动之气是疫疠之毒侵入人体的媒介，而风之急速、无处不到、多变善行，借春木制约肺金之势犯及肺金而出现喘咳窒息、呼吸窘迫、咯吐出血等金木隔离的病证。同时全身窍络因毒邪及其所产生的痰水瘀血等病理产物而造成痞塞壅阻的情况是普遍存在的。

故此笔者认为，在治疗疫疠病的同时，常规加入一些芳香化浊开窍药是十分必要的。

此阶段之疫病，较其前的太阳寒水当令之时的气候有明显变化，由主收藏寒冬之气转为主宣发的春温风动急之气。其传播速度亦明显加快，当然其中尚有社会人员交通往返过度频繁的因素在内。全国各省均有不同程度的感染。根据此阶段病情发病快，传播广，发展急，变化多，并见咳喘咽干燥金疫，厥阴风木，肝风内动，肝脾不调，肝胃不和的特点，则用疏肝解郁大阴旦汤、四逆散之类治之。

笔者当时的疫情记录，立春前一天，即农历正月依然形势严峻。此阶段疫疠兼挟风邪，可名之为寒风疠。

惊蛰之后，为春分、清明、谷雨、立夏，上段称为少阴君火之气，是天气渐热的阶段。寒风已失其旺盛之势，渐至衰败，疫情亦随之平稳下降。

其时多有呕吐、腹泻、身重等肝与脾胃不调和之证，或责之于湿，或责之以燥，或谓因之脾胃。笔者认为，以病邪毒而论，当从燥湿着眼，而此次冠状病毒肺炎，为寒疠风，对上述诸证亦当以燥论，因为燥有寒燥热燥两种，寒者指水冰化而不润而言，后者指火灼水涸而言。冰为固化形态，火灼蒸化为气态，液态者为。水有寒水、热水，冰不可有热冰，气候亦不可有冰气。故以水名时多，蒸气与水冰为其两极，则长夏气为湿热，藏冬气为燥寒，其治法，寒燥用温热蒸化为水湿；灼热之火燥，用清滋以润之；为水多者可温以汗出，或渗导利以排出。

4. 国外疫情及我国相关疫情的太阳黑子情况

自庚子立春节后二天（正月十三日）开始，全国除武汉外，新增冠状病毒肺炎病人皆呈下降趋势。之后，从农历正月十八开始，笔者所在地（邢台）天气转晴，之后三天，河北省新增病例为12人、13人、12人。二十一日，大雾，当天新增病人增到18人，后因故未继续记录。

清明节后第四天，即农历三月十六日武汉解除封城，标志着武汉疫疠战基本结束。

我国疫情趋向好转时，国外冠状病毒肺炎却又迅猛传播开来，先是日本、韩国、美国等，继之波及全球，到2020年4月27日21点为止，全球41个国家，现存确诊191万人，累计确诊293万人，累计治愈81万人，累计死亡20万人（以上数字万以下均未计入），仅美国累计确诊已达百万以上，意大利也是疫情最重者之一，国外疫情正在迅猛发展期。

现代研究，太阳黑子的出现与此次疫疠有密切关系，今择录两则报道如下，以备参阅。

冠状病毒为什么爆发在2019年12月？因为2019年为太阳黑子谷年，太阳在2019年11月14日开始进入无黑子期，一直持续到了12月23日，40天的"无黑子"期与2019年12月开始的疫情完全重合。

新冠状病毒为什么爆发在武汉？因为武汉是中国紫外线较弱的地方，整个湖北都是，包括广东、湖南、江西、安徽、河南、浙江、江苏。

中国紫外线最强的西藏、青海、新疆、内蒙古，都是疫情最轻的地区。

中国紫外线最弱的是四川盆地、黑龙江，都是疫情较重的地区。

5. 关于白肺

白肺一般是指重症肺炎在 X 光检查下的表现，即肺部显影呈一大片的白色症状而得的西医病名。形成白肺一般都预示着肺部有被炎症所浸润，往往病因复杂，来势凶险，其死亡率较高，常见的病因是冠状病毒感染、弥漫性肺泡出血综合征、呼吸窘迫综合征。也可以说这是白肺病发展的三个层次或称阶段。

呼吸窘迫综合征是各种肺内或肺急性弥漫性肺损伤和进展性呼吸衰竭。主要病理改变是炎症所导致的肺毛细血管通透性增高，肺泡腔渗出富含蛋白质的液体，进而导致肺水肿形成。一般都伴有肺泡出血，临床主要表现为呼吸窘迫，顽固性低氧血症和呼吸衰竭等。

其表现为双肺渗出性病变，起病较急，多在原发病起病之后 72 小时发病，几乎不会超过 7 天，出现最早的症状是呼吸增快，并且呈进行性加重的呼吸困难，口唇及指端发绀，伴随心情烦躁，极度焦虑以及出汗等。

白肺病的特点主要是发病急，病情危重，开始即有呼吸窘迫、口唇指端紫绀、烦躁焦虑、汗出心悸出血等症状，病情危急，已影响及呼吸、心血、神志等各个方面，主要表现在脏腑的正虚邪实方面上，精准地运用补泻、救误、虚劳诸补泻方药，是救治能否成功的关键。

（二）经方治疗寒风疠的方剂

本文将《辅行诀》中有关寒风疠病方剂共14首原文录下，并在其后加入按语一项，说明其对寒风疠的适用范围，及加减运用，服用方法，注意事项等。本文药物用量，仍依原文，处方时约以每两8克左右计算；按语中所涉药量，为方便计，正文中每三两大约用25克左右。笔者无缘参加此疫病诊疗实战，如此纸上谈兵之作，肯定会谬误百出，望能者教正。

1. 小泻肺汤

治咳喘上气，胸中迫满，不可卧者方。

葶苈子(熬黑，捣如泥)　大黄　枳实各三两

上三味，以水三升，煮取二升，温分再服，喘定止后服。

胸中满者，加厚朴二两；喉中水鸡声者，加射干二两；食噎者，加干姜二两；喘而汗出者，加麻黄二两；矢气不转者，加甘草二两。

按：邪毒犯肺，或素有痰水，气机上逆而不降，窍络阻塞，胸中迫满，端坐呼吸者，并可见鼻渊、鼻鸣、口干、头痛等证。

2. 大泻肺汤

治胸中有痰涎，喘不得卧，大小便闭，身面肿，迫满，欲得气利者方治胸存积饮，咳而不利，喘不能息，鼻齆不闻香臭，口舌干燥，心下痞而时腹中痛者方。

葶苈子（熬黑，捣如泥）　　大黄　　枳实各三两
生姜（切）　　　　　　　甘草　　黄芩各一两

上六味，以水五升，煮取二升，温分再服。

按：痰涎较前壅盛而面肿，有水饮结胸，痞满而腹痛，二便不畅，中干舌燥，不能报息，呼吸窘迫，病势危重。宜此方中加入瓜蒌 30～50 克打烂，或加白芥子 25 克。

3. 小补肺汤

治汗出口渴，少气不足息，胸中痛，脉虚者方。

麦门冬　　　五味子　　　旋覆花各三两　　　细辛一两

上四味，以水八升，煮取三升，温服一升，日三服。

口干燥渴者，倍麦门冬为六两；咳逆少气而汗出者，加五味子一两半；咳痰不出，脉结者，加旋覆花一两半；胸中苦闷痛者，加细辛一两半；若胸中烦热者，去细辛，加海蛤粉三两；若烦渴者，去细辛，加粳米半升；涎多者，还用细辛；咳逆作呕者，加乌梅三两。

按：肺收降之气不足为虚，汗不收津不藏而口渴，肺虚胸痛少气而不足息，多见虚人外感初起，疫疠损人更重，更宜扶肺气以驱邪。有表热者，可加苏叶 10～15 克。

4. 大补肺汤

治烦热汗出，少气不足息，口干耳聋，脉虚而驶。治肺劳喘咳不利，鼻瘜，胸中烦熟，心下痞，时吐血出者，此为尸劳。

麦门冬　　　五味子　　　旋覆花　　　地黄各三两
细辛　　　　竹叶　　　　甘草（炙）各一两

上七味，以水一斗，煮取四升，温服一升，日三夜一服。

按：肺虚日久，肾水亦虚，疫疠烦热汗出少气，伤阴动血而咯出，中，气逆不降，口干耳聋，大热者加石膏15～30克；虚甚者加太子参10～15克，粳米30～50克，后下，煮米熟即可。小便不利者加白茅根30克；疫疠深，神志不清头痛者加薄荷、金银花之芬芳清毒，薄荷可用10克，金银花可用15～30克，呕吐者加半夏15克。

5. 救误小泻肺汤

治用火法后，邪气结闷气分，面目浮肿，黄疸，鼻塞上气者方（据《神农本草经》《外台秘要》引《千金方》补）。

葶苈子(熬黑，捣如泥)　大黄各三两

上二味，以水五升，煮取二升，温分再服。

按：火性炎上而燠万物，克制肺金。金气燥，误用火克而气结闭，气不行则面肿、湿郁黄疸，窍不通而上气不得下，葶苈子成于夏火而色金黄，大黄色黄软坚，二者皆味咸为肺金之体味，泻肺即助肺体而润燥之意，疫疠燥刚杀伐之气得泻而势衰。

6. 救误大泻肺汤

救误用火法。其人血素燥，致令神识迷妄如痴，吐血衄血，胸中烦满，气短急，小便反数赤者方救误用火法，其人津液素少，血燥致生肺痿，胸中痞而气短者方。

葶苈子(熬黑，捣如泥)　大黄　　生地黄　　竹叶

甘草(炙)各三两

上五味，以水七升，煮取三升，温分再服。

少腹急者，加栗子仁十二枚，茎中痛者，易甘草为白茅根三两。

按：肺为水之上源，肺金在上肾水在下，肺金不足则肾水乏少而燥，肾与心气交互，心血燥而动血则吐衄肺痿，心神受扰而神识迷妄，胸中烦满，小便数赤，肺气虚则气短急，故疫疠邪毒热化者，服此方可达扶正祛邪之效。

7. 小凝息补肺汤

治肺虚，气亟，烦热汗出，鼻中干燥，时咳血出者方治胸中烦热，汗出气乏，不能报息者方。

牡丹皮三两　　黄连六两　　五味子三两　　韭三两(切)

李八枚(去核)

上五味，以白截浆七升，煮取四升，温服一升，日三夜一服。

肺主一身之气，虚则气亟。《千金要方》论曰：夫六极者，天气通于肺，地气通于咽，风气———窍应于五脏，五脏邪伤，则六腑生极，故曰五脏六极也。肺被疫疠之毒邪所伤，而致气亟。亟为极度，肺气之伤损极重。肺司呼吸，重损则不能报息。息字是象形字，自代表鼻，表示心为鼻进行呼吸。胎儿只借助母体的心跳进行呼吸，沉静安定，若有若无，故息是表示呼吸平稳安定。不能报息，就是呼吸张口出进气体不匀不稳的形象。

肺的主要功能呼吸障碍，则烦热，汗出，诸气津外泄不收诸证出现，热扰血动而吐出，肺不布津则鼻窍干燥。

诸损候，脏气互乘，寒热错杂，虚中挟实，病情复杂，证多危重，变证多的端，其用药味寒热并行，补泻相参，其用药宗旨，是"五行以土为本，制以所官之主，承以所生之同，其道备矣"。

又遵《内经》"毒药攻邪，五菜为充，五果为助，五谷为养，五畜为益"之旨而做小汤，小汤加五畜药则为大汤，大汤是为更深重的病证而设。

笔者认为，此虚劳小大五汤类，为全书含金量最高的部分，同时它也是原卷因战火致残的重灾区，是整理复原工作最困难部分，是我们研究的发挥的重点部分。其中医理深奥，变化多端，但仍然是外感天行和内伤杂病同用的学术资料，有不可估量的价值和前途。在此不宜展开讨论，有兴趣者，欢迎参阅拙作《〈辅行诀五脏用药法要〉二旦四神方述义》第 135 页《劳损五补汤的克中求生术及食疗》一文。

8. 小阳旦汤

治天行发热，自汗出而恶风，鼻鸣干呕者方。

桂枝三两　　芍药三两　　生姜二两(切)　　甘草二两(炙)

大枣十二枚

上五味，以水七升，煮取三升，温服一升。服已，即啜热粥饭一器，以助药力。稍令汗出，不可大汗流漓，汗之则病不除也。若不汗出可随服之，取瘥止。日三服。若加饴一升，为正阳旦汤也。

按：此方即《伤寒论》之桂枝汤，是治外感病的"群方之冠"，其治疫疠病的作用，大概是不需赘言了吧。在此想提出的是该方中的桂枝，治疫疠时不妨以香叶代之，敬请诸同仁试用。

香叶为月桂树之叶，常用来作煮肉的香料用，无毒，味清香，有资料提示，有抗菌灭病毒的作用。能止痛，消肿，治湿疹、癣、胃痛、风湿、多种癌、流感、各种发热等。笔者自煎自服，汤色清澈红而透明，煎煮多次其色仍淡红而香气已尽，其用量可在每日 15～30 克之间。

9. 小阴旦汤

治天行身热，汗出，头目痛，腹中痛，干呕，下利者方。

黄芩三两　　芍药三两　　生姜二两(切)　　甘草二两(炙)

大枣十二枚

上五味，以水七升，煮取三升，温服一升，日三服。服汤已，如人行三四里时，令病者啜白酨浆一器，以助药力。身热去，自愈也。

按：小阴旦汤由太极元气汤加黄芩而成。黄芩为水中木药，有助阴水、不内收、宣畅扶阴之功。故天行疫疠之热，头目之痛，可由表而解。由于此是调平脾土之剂，故腹中痛、呕利证亦除。

10. 大阳旦汤

治凡病汗出不止，气息惙惙，身劳力怯，恶风凉，腹中拘急，不欲饮食，皆宜此方。若脉虚大者，为更切证也。

黄芪五两　　　人参　　　桂枝　　　　生姜各三两

甘草二两(炙)　　芍药六两　　大枣十二枚　　饴一升

上七味，以水一斗，煮取四升，去滓。内饴，更上火，令烊已。每服一升，日三夜一服。

按：此大阳旦汤，即仲景之黄芪建中汤加重黄芪，再加人参，较虚劳建中补脾汤多黄芪。大阳旦汤为上半年阳气最大之意，即少阳与太阳合明，阳明之意，它标志着上半年阳气最大值。此阳之虚，是阴邪疫疠之气强盛的表现，需加强宣升阳气以抗阴邪始可胜病。故伤于寒邪之病，温阳是第一要务，所谓保的一分阳气，即存得一分生机。伤寒病中见到心悸、内烦、拘急、腹痛、少气、气短等阳气虚证，用黄芪建中或其他建中汤的条文，比比皆是，正体现了大阳旦汤在疫疠过程中适应证之广泛。可以说这一治法始终适应于疫疠治疗的整个过程中。尤其在寒性疫疠或病程日久，或后遗症期，更是必不可少的治疗方法。

11. 大阴旦汤

治凡病头目眩晕，咽中干，喜干呕，食不下，心中烦满，胸胁支痛，往来寒热者方。

柴胡八两　　　人参　　　黄芩　　　生姜(切)各三两
甘草二两(炙)　芍药四两　大枣十二枚　半夏一升(洗)

上八味，以水一斗二升，煮取六升，去滓，重上火，缓缓煎之，取得三升，温服一升，日三服。

按：大阴旦汤即《伤寒论》中的小柴胡汤。其所以称为大阴旦汤，也与阳旦一样有其天文气象背景，它是下半年属阴最大的代表，是少阴和太阴二阴交尽谓之厥阴的形象。厥阴阴气最为盛大，有阴尽阳生之势，象厥阴之意。温热病所损为阴津之液，温病家有保住一分阴液，存得一分生机的说教。但是温病家历史上对柴胡有一极大的误会，认为柴胡劫伤肝阴，畏之如虎。其实柴胡实为扶阴之药，乃禀阴阳淑清之品，因其味苦而气芬芳，正是芳香防腐辟秽败毒扶阴的良药。劫阴之说，可能是从其味香浓而误认燥烈所致，以或因品种之异而致。无论如何，自宋代之后柴胡从温病方中被剔除是一极大误会。据说现代仍有味芬芳的品种在生长，因此建议同道们共同澄清此事，发展其质地良好的品种，将此扶阴增强代谢功能，治疫疠良药重新利用起来。和大阴旦汤一样，疫疠病中属阴方面肺肾脾胃，秋冬季节，排降系统之病证，皆有其适应证。而且笔者认为，因为历史的原因，历代医家们，对寒热往来一证用柴胡剂治疗有效的解释，均为半表半里少阳部位说，笔者认为少阳部位说不能解释寒热往来的全部，对热入血室证即不适应。柴胡禀阴阳淑清之气，才是其治疗寒热往来的正解。因为寒热往来本身即是阴阳在往来之际的混沌态，柴胡能淑清阴阳，寒热往来之交际定向，则证自愈。笔者认为在柴胡优质品种未确之前，可以用茵陈或青蒿代之，用量可为 15～30 克或 60 克。

12. 小青龙汤

治天行发热，恶寒，汗不出而喘，身疼痛，脉紧者方。

麻黄三两　杏仁半升(熬，打)　桂枝二两　甘草一两半(炙)

上方四味，以水七升，先煮麻黄，减二升，掠去上沫，次内诸药，煮取三升，去滓，温服八合。必令汗出彻身，不然，恐邪不尽散也。

按：青龙是四象中东春肝木之象，与西秋肺金白虎为对官之象。二者对立交互的关系，天文气象学根据是地球自转运动所形成的昼夜交替，即古天文学中所谓的金木交互。在医学中，肝与肺的脏气交互，是脏气生发到收成循环往复过程。即肝主温升宣发阳气，肺主清肃收降阴气，二者的气机交互维持着肝肺正常的生理活动。一旦二者气机交互失序，则疫疠毒邪入侵为病。而青龙汤的药物组成，正是根据脏气法时的药物功能理论，调平二者气机的乖逆，达到驱除疫疠邪毒的目的。此小青龙汤还有一个美誉，因长于急救回阳而被称为还魂汤。

二十八宿中之青龙白虎，是金木交互、肝肺盛衰、刚柔燥湿、轻宣收重、种植收成、新陈更替的象征。

有意思的是，古人还认为重要星辰有水金土火木五星，它们的运行对自然界气候有重大影响。认为它们的运行变异，与疫疠的发生有很大关系。而其中对金木二星的关系特别重视，现代学者亦认为二者的运行情况对地球气候的巨大影响。据 2018 年 5 月 10 日《今日美国报》报道：

肯特是研究地球磁场的专家，他说："这些气候周期与地球绕太阳旋转的方式存在直接关系，到达地球的阳光的细微差异可导致气候和生态变化。"

报道称，木星和金星会产生如此强烈的影响，其原因在于它们的大小以及与地球的距离。金星是离人们最近的行星——它距离地球最远时也只相距约 1.62 亿英里（约合 2.61 亿公里），质量则与地球相近。虽然木星的距离要远很多，但它是太阳系中最大的行星。

这项研究称，每隔 40.5 万年，由于这两颗行星的引力拉动导致地球轨道的晃动，地球上的季节性差异会变得更加强烈。夏季更加炎热，冬季更加寒冷；干旱时节更加干旱，潮湿时节更加潮湿。

13．大青龙汤

治天行病，表不解，心下有水气，干呕，发热而喘咳不已者方。

麻黄（去节）　细辛　　　芍药　　　甘草（炙）

桂枝各三两　五味子半升　半夏半升　干姜三两

上八味，以水一斗，先煮麻黄，减二升，掠去上沫。内诸药，煮取三升，去滓，温服一升，日三服。

按：从上条身疼痛脉紧二证可知，此患者所感为寒性天行病。寒邪闭郁而热化，故有恶寒，肝温宣之力不足则肺气不降而气上逆为喘。病证初起为小，故称小青龙汤。金木主东西，主水液燥湿，表邪不解，蒸而生湿，或心下素有水气，中焦气痞而干呕，水邪射肺则咳喘不已。此时病已非但在气，已涉水分，所用药物功用有所增大，病的范围有所扩展，故称大青龙汤证。

青龙汤所宣发的阳气，是藏冬之季所收藏之阳气，是冬至一阳生之阳气，它在藏冬之季，是潜龙勿用阶段，即"冬三月，此谓之闭藏"。青龙汤证，如飞龙在田，利见大人，是潜阳飞升到田形象，上宣天阳，下利水湿，其主要药物，一味麻黄兼具两长，其茎色青（陈者色苍），霜后采者茎髓色红，正是阳气内藏之象，是其温阳发汗能力之所在。去节煎之其汤色红，不去节则汤不红，是书中要求该药去节的真正原因。该药水煎40分钟以上，则不发汗力专利尿而去水气，故一般情况下，大青龙汤治水湿痰饮证，另加所谓淡渗利湿药多系蛇足之举。故在疫疠病中，青龙汤是适应证较多的方剂。它可温阳宣发解表，解热利水除湿，通经走络，无处不到，快速敏捷，驱邪宣阳，救急回生。

略论《辅行诀五脏用药法要》
复兴国医的学术根柢

一、中医学术衰落的近代根源

清末学者俞樾（1821～1907）、严复（1854～1921）是最早对国医理论提出质疑者，其思想基本源于对古代玄学、巫术的理解，认为国医是建立在鬼神迷信基础之上的学说。1879 年俞氏在《废医论》中明确提出"废除中医"，严复1903 年在《穆勒名学·按语》中说"其例之立根于臆造，而非实测之所会通故也"。

中华民国成立之后，各届政府均采取了废除国医的主张，一些政府要员如孙中山、汪精卫及著名文人学者如章太炎、周树人、梁启超、胡适、陈独秀、汤尔和、傅斯年、丁文江、吴汝仁等都有过反对国医的言论，甚至有些过激之词。特别是 1919 年五四运动之后，新文化学风的持续深入发展，扯起"民主""科学"两面大旗，激烈地反传统主义的负面影响，致使国医经典理论的优秀文化遗产，天人合一思想、阴阳五行学说被当作封建主义的旧文化，遭到猛烈的抨击和摧残，造成国医经典理论和技术日渐荒废，临床阵地逐渐缩小。

1928 年南京国民政府第一次中央卫生委员会通过了余云岫"废止旧医以扫除医事卫生之障碍案"，标志着国医命运跌入深谷。一个为中华民族几千年的繁衍昌盛，保健康泰做出了突出贡献的传统文化，遭此厄运，立即引起全国各界的震惊与反对。

当时上海中医药界为全国组织抗争的中心，组织了"全国医药团体联合会"，召开全国医药团体代表大会。1929年3月17日被定为"中医药大团结纪念日"，后称"国医节"。次日，选派谢利恒、张赞臣等为代表赴南京请愿，先后向国民党党部、政府、行政院递交请愿书，25日即达到了阻止"废止中医议案"实施的目的。

主张废除中医的余云岫，1916年即做《灵素商兑》，为废除中医制造学术舆论。后恽铁樵、陆士锷出而应战，此为中西学术正面交锋之始。之后十年中西对垒已如冰炭不容，其间有两次医界全国代表大会召开，四次全国中医请愿，内部学术之争数起，中医条例公布于1936年初。

1949年新中国成立以来，党政领导特别重视中医药的继承发扬，采取中西医并重的策略，取得了显著的成绩。

但是中西论争的遗风依然存在，近些年来，反对中医，认为中医不科学，是伪科学的论调不断出现，主张"废除中医"，或"废五行，存阴阳""废医存药"者大有人在，如方舟子、张功跃、何祚麻、冯世良、中华道一郎等。他们虽人数不多，但能量不小，皆系高级知识分子，有教授、院士或政协委员，颇能蛊惑人心，混淆是非。从他们反中医的内容不外是继承民国年间反中医的陈词老调，宣扬诬蔑五行学说是封闭式的循环规律，而坚持废五行或改造五行为六行；坚持用所谓西方科学思维评价中医疗效和中药功效，坚持废医存药或废医验药；全国政协委员，中医世家冯世良在2012年全国政协会议公开提案让中医退出国家医疗体制，停办一切中医药学院，将全国中国中医院全面改造成西医综合医院或西医专科医院……这些言行遭到邓铁涛、曹东义师徒等及广大中医的有力回击。党政机构鲜明坚定的保护和发展中医的态度，有效地控制了反中医事态的发展。习主席对保护优秀传统文化特别重视，数次对保护和发扬中医做出具体指示，起到了决定性的作用。

尽管如此，反中医的逆流依然存在，虽然中医法已经颁布实施，但具体实施仍是阻力重重。究其原因，固然有积重难返的因素，更重要的应是在中医学术层面，对经典理论形成过程及特点没有足够的认识，以致难以自强自立自信。

二、阴阳五行合流及其特色

现存世国医经典的学术内容，肇始于春秋战国，完成于两汉。

周幽王三年，西周三川强烈地震，《国语·周语》载伯阳父说："夫天地之气，不失其序，若过失其序，民之乱也。阳伏而不能出，阴迫而不能蒸，于是有地震。"这是对阴阳最早的记载。

阴阳本指物体对阳光之向背，后引申为事物或问题的两种趋势或状态。

关于五行之源，有起自虞夏之说，《左传·文公七年》引《夏书》云："水、火、金、木、土、谷，谓之六府。"比后来的五行多一"谷"，切实用而与哲学无关。

《尚书·洪范》曰："五行：一曰水，二曰火，三曰木，四曰金，五曰土。水曰润下，火曰炎上，木曰曲直，金曰从革，土爰稼穑。润下作咸，炎上作苦，曲直作酸，从革作辛，稼穑作甘。"一般认为这是最早记载五行的资料。

阴阳和五行这两种独立产生和发展的文化，都有解释世界本质，万物生成和变化规律的作用，在漫长的研究运用的实践中，渐趋融洽。至战国齐桓公年间，稷下学宫的创立，社会上形成了百花齐放、百家争鸣的学风，为阴阳五行的合流提供了良好的条件。

《管子》已可见阴阳五行合流的轨迹，尽管有人认为该书非管仲（公元前723～公元前645）所作，或为如现代之学报文集，但当时已有阴阳五行合流的记载是不可否认的。之后，仍是稷下学者的阴阳家代表邹衍（公元前324～公元前250）实现了这一学术工程。

邹衍的阴阳五行合流思想，主要运用在他的大九州、五德终始、明堂制的天文气象季节历法等方面，同时他还著有一部医药养生之作，名为《重道延命方》。因此，他的阴阳五行合流思想很有可能直接影响当时的医学理论。

邹氏为阴阳家在稷下学宫的代表，他继承上古时期的阴阳、五行、天文、星象、季节、气候、历算、律吕等，充分利用稷下学宫诸子百家互相交融论争的学术氛围，凝聚传统文化精髓，形成新的合而为一的阴阳五行学说，运用于包括医学在内的各种实践活动中来，对推动社会进步起到了积极的作用。

当时赵国纵横家毛遂（公元前285～公元前228）所著《鹖冠子》中已有关于"元气"的记载。其中《秦录》篇有"天地成于元气，万物乘于天地"之语；《环流》篇已有"斗柄东指，天下皆春；斗柄南指，天下皆夏；斗柄西指，天下皆秋；斗柄北指，天下皆冬"的记载。邹氏的足迹曾到过赵，很可能有机会与毛遂相识，或在稷下纵横学者中得到以元气、斗建与四季四时关系的知识。

邹衍身为稷下重要的学者之一，当时的社会环境和学术氛围，已完全具备阴阳和五行合而为一的条件。因为阴阳和五行两个学说都是试图解释世界的本质和万物生成变化的规律。在当时稷下学宫文化大交流、大争鸣、大融合的过程中，一个阴阳五行合流的阴阳五行学即应运而生。

三、邹衍的阴阳五行合流
与天文气象学

《道德经》云："人法地，地法天，天法道，道法自然。"

《周易·系辞》云："易与天地准，故能弥纶天下之道。仰以观于天文，俯以察于地理。"

祖国古代传统文化，以儒、道为主。孟子曾两次在稷下讲学，邹衍本人即阴阳家学者，该学系道教的前身。道教经典即《道德经》，《系辞》系孔子为《周易》而作，《周易》为道儒两教所共同尊崇。上两条引文文义大至相似，其中自然与天、地，都是指自然界中的物质和现象。天地日月星辰，山川河海的变化规律，即是宇宙世界一切生物的变化规律。这也正是古人的"天人合一"思想之真谛。研究者认为，阴阳与五行属形式和内容的关系，五行属阴阳内容的存在形式。也就是说无论阴或阳，其内部都具备木火土金水五种物象反映出来，五行附属于阴阳而生存。

笔者对这种认识有所不解，因为在夏商至战国之前，二者不是独立存在了很长时间吗？二者合流之前既然可以独立存在，即二个学说不具依附关系。也有学者认为阴阳化生五行，此阴阳所指非当是阴阳学说，而是五行的每一行的形质，可由具阴阳属性的物质化合而生成新的物质，并非是阴阳学形成在先，由阴阳学说中分出一个五行学说。笔者倾向于阴阳和五行学说同时起源于虞夏（虞朝，约前36世纪初～前2世纪初；夏朝，约公元前2070～公元前1600），因为虞夏时期已有铸铜技术，金属元素已出现，已具备了五行的基本要素。五行虽然可以由五行化生而成，且五行各自的特性又有阴阳之分，故可以认为二者是两个并列的体系有其本质的特点和适用对象。

结合前引两条经文要旨，宇宙世界一切事物的生成发展变化规律，都符合天地之间自然变化的规律。而阴阳和五行学说，都是对天上日月星辰运动天文气象规律的总结，都是对山川河海动植物变迁荣衰地理风物规律的总结。同时阴阳和五行在气质形态、适宜条件等方面也各有异同。阴阳为太阳所主之气，主光彩，主热量，主要用来研究天文气象学；五行为大地所主之有形之质，主体重，主燥湿，主要用于研究地理水文学。当然它们之间是各有侧重，相互交叉而用的。

包括人类在内的世界一切生物，都是在天文气象和地理水文环境下生活，身受天地自然之气的恩惠而长养，即所谓"天食人以五气，地食人以五味"。故此，一切维护生物生命过程的学理，都符合天地自然之道的阴阳和五行学说，即所谓能"弥纶天地之道"。

由于阴阳学说以天上阳热为主，五行学说以地上水寒为主，天地气化的升降出入交互运动是阴阳五行的基本运行方式，因此，邹氏根据当时阴阳和五行学说发展的情况，顺从社会实践的需要，创立了合二为一的阴阳五行学。

因为天文气象学中太阳是热的主宰者，地上水的水、气、冰的三态变化决定于热度，形成了天阳地阴，尊阳卑阴、阳为主、阴为从的理念，这也应当时古人认为阴阳从属五行，或阴阳生五行的来历。如此则可以认为，传统文化的核心，就是"仰观天文，俯察地理"的天人合一思想。由此而形成的阴阳五行学，实际上是古代的天文地理气象历法等知识的综合。

战国时期天文气象历法，到汉代已发展成熟，至今已经两千余年，与现世天文历法基本相同，由此而总结的阴阳五行学亦在多学科，多领域中实践运用，取得了良好的效果，是对自然界最普遍规律的一种揭示，这种东方科学体系，历史上虽曾有过辉煌，因近百年西方科学体系在我国的发展而倍受压抑，具有代表性的"量子力学"和"不确定定理"已有向我们民族的东方科学"太极元气"和"混沌理念"靠拢的倾向，我们的东方科学大有伟大复兴的趋势。一场深刻科学革命即将在我国产生。它将推导出大量未知自然现象的存在，解释现代所谓的一些不解之谜。如现代对埃及古金字塔诸多诡秘神奇之谜，但现发现它在建筑上的多个数字，如周长、高度、角度、几何形状重量等与宇宙时空数字密切相关。一旦这些关系的原理得到理解，则其诡秘神奇之处即能得到合理的解释。

司马迁在《史记》中誉称邹衍为"谈天衍"，其人好谈天文星象，日月运行，精于天文而创阴阳学派；熟知地理风水，注意金木水火土物质的分布变化及其关系，创立大九州之说。其天文气象及地理山川的观察和研究，实际上就是融合阴阳五行为一体的根据，它根于自然，成于自然，用于自然，验证于自然，如《论语》所言："天何言哉？四时行焉！万物生焉！"

自邹衍倡阴阳五行说以来，已历数千年之久，而日月星辰循规变化，四季推移，年代更替，历法不紊，充分体现了这一体系的科学性和实用性。如果我们掌握了在阴阳和五行两个体系融合推衍过程中所出现的金木交互、水火既济、升降阴阳和火土一家，水土合德等几个特殊的理念，结合临床，将会更加感到此学说的伟大，更感到此说至今仍具有强大的现实意义，创立之初，即是一个穿越时空的理论体系。若避开这些特点而谈五行相互关系，必然导致逻辑思维的短路，造成认识上的错误，使某些人作为废五行的借口。

笔者想到另一问题，即自清末至今持"废五行，存阴阳"的大有人在，此风不息，国医难以复兴。阴阳五行学说是阴阳和五行融合而成，是生物接受天地奉养的两个方面，所谓"物竞天择，适者生存"。而阴阳侧重于天气，即"气"，五行侧重于地质，即"质"。气与质本即相反相成者，作为生物的生存条件，缺一不可，否则无以生化而物种灭绝。

四、春夏秋冬四季与阴阳五行

《周易·系辞》谓："河出图，洛出书，圣人则之。"又谓："易有太极，是生两仪，两仪生四象，四象生八卦。"

《道德经》谓："道生一，一生二，二生三，三生万物，负阴而抱阳，冲气以为和。"

《易传·说卦》谓："天地定位，山泽通气，雷风相薄，水火不相射，八卦相倾。"

河图与洛书是中国古代流传下来的两幅神秘图案，历来被认为是河洛文化的滥觞，中华文明的源头，太极、阴阳、四象、五行、八卦、九宫皆可追溯于此，被誉为"宇宙魔方"，可广泛地用于自然科学和社会科学。

1987年河南濮阳西水坡出土的形意墓，距今约6500多年。墓中用贝壳摆绘的青龙、白虎图像栩栩如生，与近代几无差别，河图四象、二十八宿俱全。其布置形意，上合天星，下合地理. 同年出土的安徽含山龟腹玉片，则为洛书图像，距今5000多年。可知那时人们已精通天地物理，河图、洛书之数了。形意墓中之星象图可上合二万五千年前，这说明河图、洛书确为上古星图。

《易经》为道、儒二教所共同之经典，其中"太极"与《道德经》道所生之"一"近意，都与元气学说的生成论相通。

《周易·说卦》中"帝出乎震"一段，则是一年之中，阳气循四季运行八方为一周的形象，表达了四季更替的时位规律。它与后天八卦的方位对应，体现了洛书络合五行、系统九宫的功用。

《易传·说卦》中"天地定位"一段，是表示事物都有相互对待和静而不变的方面，它与先天八卦时位对应，体现了先天八卦分野，归类五行的格局。

根据邹衍时代道学、儒学、八卦、太极元气融合发展的特点，可绘出一年季节阴阳五行分属图并简析如下：

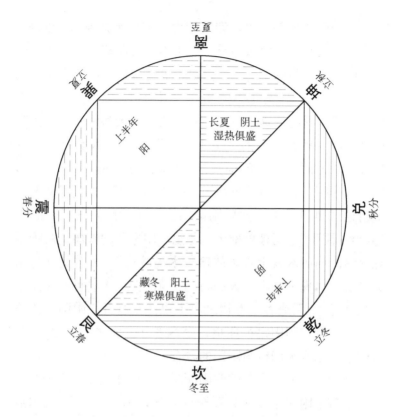

图6 阴阳五行学天文地理示意图

此图为外圆内方之后天八卦格式，外圆象天，为地球绕太阳运行一周为一年的形象，以立春到立秋为上半年，是天气渐热的趋势而属阳；从立秋到次年立春为下半年，是天气趋寒的趋势而属阴。内圈象地，为地球上四季变化的过程，与外圆对看则为天圆地方，与古天文气象学中之盖天说有关。四季有寒热温凉交替的时间规律，又有东西南北方位和金木水火四类形质的区别，唯独五行中"土"的阴阳属性和时位不在其中。

这个问题事关重大，涉及国医经典的形成和评价问题，应当剖析其精微，澄清原委，免生困惑及误解。

阴阳和五行的融合，是通过把五行分属阴阳两类而实现的，也就是把五行中金和木看作一对阴阳，以木为阳，金为阴。这是以月亮绕地球一周为一昼夜，白天为阳，夜间为阴而然，即《易》所谓的"金木交互"或"金木易位"的道理。另一方面，是把五行中之火与水看为一对阴阳，以火为阳，水为阴。这是以地球绕太阳一周为一年，太阳以夏至日辐射地球热量最大，此后则渐减少，减少则阴气长，故曰"夏至一阴生"，同理可推出"冬至一阳生"的规律。由于阳热宜潜降而阴水宜上承，故曰"水火既济"。金木交互与水火既济，体现了金木水火四行与阴阳统一，《素问·天元纪大论》云："天地者，万物之上下也；左右者，阴阳之道路也；水火者，阴阳之征兆也；金木者，生成之终始也。"正说明了金木水火四行与阴阳的融合。

至于五行中土季节的阴阳配属，情况比较复杂。因为中土在季节上附属于夏，为夏至到立秋，称"长夏"，其季节气候特点为湿热俱盛，既为五行中独立的一行，又有春夏秋冬四季中均兼而有之的特点。

五、中土天文气象特点及阴阳属性

上图夏至和冬至，是一年中太阳照射地球阳光时间最长，热度最大和时间最短，热度最小的时间，可称为地球得到光照和热量多少的两个极端，如果把这个两极当作先天八卦的阴阳更为合适。夏至为阳极，阳极则生阴，谓之夏至一阴生之时；冬至为阴极，阴极则生阳，谓之冬至一阳生之时。即此而言一年中天气最热的时间当在夏至，温度最低的时间当在冬至。这是自然安排好的不变的规律，即先天阴阳两仪（乾坤）太极年周期的格式。

但是，世界上的实际气温与此规律并不符合，天气温度最高和最低的时间不在夏至和冬至，而是在夏至和冬至后45天的立秋和立春。之所以如此，是因为热度的升降，是一个渐变过程，如冰冻三尺非一日之寒，有一个寒热积蓄的过程。实际气温的最高在立秋，之后才渐渐下降；最低在立春，之后才渐渐升高。这两个极端，即后天太极所生阴阳两仪的格式。

邵雍曰云："若论先天一事无，后天方要着功夫。"夏冬两至的寒温决定着夏热冬寒对待的格局，但实际气温却是在春秋两立之时才落实下来，其相差个半月时间的现象，即是先天八卦向后天八卦的变化所致，按照天文气象学的说法，是黄赤相交（黄道与赤道）因素形成。立春点为今年的开始，同时也是下一年的结束（指以坤艮为两极的年周期），上图正是后天太极年格式。

此图的立秋点为一年之中点，从立春到立秋为上半年，立秋到下一年的立春为下半年，此处在一年中温度最高，开始下降的分界点，是上半年春木夏火与下半年秋金冬水转折点。

立秋与立春在图中各有其"中"点的作用，符合事物阴阳分类的标准，有阴阳学说居中的特性；在五行学说中，有为西金东木和北水南火两对阴阳双重中点的作用。

天主寒热，地主燥湿，寒热决于太阳，燥湿决于地势之卑亢。水有气体、液体、固体（冰、水极似土之象）三态，而三态取决于热量，热则蒸化为湿气；凉则凝为水液，寒则结为冰。

图中由夏至到立秋，为一年中热最盛的时期，同时也是湿气最盛的时期，《内经》称其气名之为"暑"，季为"长夏"，列为五行中之"土"。湿与热就阴阳而论，水湿阴气，属阴；温热阳气，属阳。暑之气湿热俱盛则阴阳俱盛，即《内经》所言之"阴阳不测谓之神"，既属独立的一个季节，又附属于夏火之中，为夏火的一部分。此长夏土，既不属阴，又不属阳，如比两仪高一级之极之象。但它是夏至一阴之气生出之后，阴所渐长之趋势，属先天阴的初始，故称之为阴土，而统先天太极年属阴的秋冬两季。

与湿热之极的暑对应，可以在冬至一阴生后到立春节，推导出一个属寒燥之气的藏冬季节来。此藏冬，对应长夏，其气燥寒俱盛，非阴非阳，位在冬至一阳生之后，有阳气渐盛的趋势，故称"阳土"而统属先天太极年属阳的春夏两季。

如此一来，阴阳与五行的配属已经完成。但《内经》中只言长夏却不及藏冬，大概是古代尊阳卑阴思想所致。

此阴阳二土，合论则不分阴阳，而位于四方之中心而不主具体的四时季节，在《素问·太阴阳明论》中为土不主时说，其文曰："脾不主时者何也？岐伯曰：脾者土也，治中央，常以四时长四脏，各十八日寄治，不得独主时也。"《素问·玉机真藏五论》曰："脾脉以灌四旁也。"

《素问·脏气法时论》谓："脾主长夏，足太阴阳明主治。"此脾主长夏说，在上图中，是把脾作为一个独立的季节，但是主"长夏"之土位于夏季之后半季，主"藏冬"之土位于冬季的后半季，时间各长达45天共90天。但是两个土附属在夏、冬之中。此两个土在图中被分为阴阳两个，实际上仍是天地之中间，即是中点的上和下。

无论从土不独主四时或脾主长夏，土在五行中有木火金水四时中均有土行之气，同时它又高于其他四行，是木火金水四行之气集合为一，有统领其他四行的地位和作用。至于其阴阳特性，分论之则各随四行之性，因其他四行实为两对阴阳，故其阴阳对消平衡亦不具阴阳特性，比四行高一层次的土行，阴阳不测。分为阴阳两土之后，中土有了阴阳之分，其位也有了天地上下之分。此中土的运动变化即是上下运动的变化，是其他四行升降出入的交互既济的内在动力。

故此中土的上下运动是调平阴阳五行的重要方面，它与上节所述交互金木、既济水火共同构成经方诊疗疾病，辨证组方用药的三大法则，可以说都是阴阳和五行学说融合为一的产物。

阴阳五行学的创始人邹衍，为皇帝设计的住所，东西南北各有一个正厅和两个厢房，这些房子称明堂。皇帝每月换一个住处，十二个月轮一周。院子中间又有一厅，供天子在季夏月居住。还有一说，是每季抽出十八天住在此厅，这个制度即是所谓的"明堂制度"，可见邹氏阴阳五行学说中的明堂制已与《素问》中的脾不独主时说达到了完全一致。

六、阴阳五行合一产生的
火土一家和水土合德

传统文化的阴阳五行合流是运用阴阳学说对五行分类，它丰富了阴阳学说的作用，推进了五行学说的成熟和发展。

根据仰观俯察天文气象规律的结果，把五行分为二对阴阳，推出土为亦阴亦阳，非阴非阳为太极元气的理念，有源于其他四行又统领四行，是木金、火水两对阴阳运行的共同交叉点和集散点的特性，对五行之间的关系有了新的认识，为医学经典的内容提供了可行的模板。

火土一家和水土合德，是医学经典中重要的两个概念，体现在藏象、病理、诊断、治则、组方用药等各个环节。

所谓火土一家，是指在古代天文气象学中，属火的夏季中，含有属土（阴土，脾土）的长夏之季。也就是夏火热之季的后 45 天，又具有湿热俱盛的特点。

心火之卦象为离，其形乃一阴处于两阳之中。其两阳为火在外，一阴在内为火中之阴，乃真阴或称为真水。脾为三阴之长，此真阴当即脾阴之气。

应当指出，早期方剂学经典《汤液经法》摘要之作《辅行诀五脏用药法要》（下简称为《辅行诀》）是阴阳五行学说的著作，为迎合阴阳之偶数与五行奇数对应的需要，在心门另设心包一脏，将五行之火一分为二。据笔者考证，此两套补泻心方，均可用从心、从脾两套药味组成解释，但原文中在两套补泻方之间，标明"又心包气实者"一段冒头按语，以示后一套心包络补泻方是从脾土治疗的。

从《辅行诀》心门补泻共八方的主证来看，无一不是既有心脏证状，兼有中土脾胃证状，甚至为主要证状者。

《金匮要略·胸痹心痛短气病》全篇共载九个方剂，所用药物大都由《辅行诀》调脾之药味，即甘辛苦组成；其栝楼薤白半夏汤与前小补心汤，人参汤与小补脾汤用药完全一致，茯苓杏仁甘汤、橘枳姜汤、桂枝生姜枳实汤、乌头痛赤石脂丸亦易被认为系治脾胃之方，故张仲景反而有以脾胃为主即从土治疗胸痹的嫌疑。

又如现代医学亦认为，心脾两虚的病证并不少见；心开窍舌，但舌非窍而以窍称，其在口中，口可称窍，而为脾之窍，其藏象关系如此密切。

又，笔者曾认为古代之脾土，或为现代胰腺之误（可参《〈辅行诀五脏用药法要〉研究》第 280 页"五脏五行配属的反思"），若果然如是，则火土一家的根据更多，有兴趣者可参考。

所谓水土合德，是指在古代天文气象学中，属水的冬寒水季中，含有属土（阳土，胃土）的藏冬之季。也就是冬寒水之季的后 45 天，俱有寒燥至极的特点。

水土合德一词，笔者见到的最早资料是《素问·天元正纪大论》，溯其上源，似由《周易·系辞》中"阴阳合德而刚柔有体"一语中之"阴阳合德"衍化而来。《周易·说卦》有"水火不相射"之句，又有"故水火相逮"，历代学者对此两句的文义理解不一，可谓之众说纷纭。笔者在《〈辅行诀五脏用药法要〉二旦四神方述义》（第 104 页）曾以水火不相厌恶，与"相逮"意同释"不相射"。

在此，笔者以水火理解为一对阴阳释之，这两句都是在讲水火关系而角度不同。"不相射"是讲其相克关系，水火有阴阳进退、互相消长的关系，如日往月来，光照不同期；"相逮"又讲了水火二者之间相互吸引、恋系的特性，如阳中有阴，阴中有阳。前者是从克制和被克制关系论述克化的过程就是推陈的过程；后者是说其相克者之间相互统一，相互依存而生新的过程，即所谓无克不化的道理。

冬至日太阳照射地球的时间最短，热量最少，应当温度最低。但因寒的积蓄，实际温度仍在日渐升高，至立春日，气温才开始渐升，故冬至到时立春是实际气温最低的时期。同时由于水因至寒而成冰，呈天寒地坼之燥象。故此期可称为藏冬燥寒之季。藏冬之季处于冬至到立春，为冬季（立冬到下一年立春）的后一个半月。冬至为太阳光照热量最短少之时，之后渐转加强，谓之冬至一阳生。

此"一阳"阳气式微，热量不大，不能左右当时的寒燥至极的形势。寒对热言属阴，燥对湿言属阳，此期寒燥俱盛则可谓之阴阳不测谓之"神"而属土。同时此季之末立春，既是下一年的开始，又是上一年的结束，立春之一刹那，既不属上年又不属下年，以往为阳，来为阴则亦有阴阳不测之义，故可谓之属土，况且从此季之后，为阳气渐盛的趋势，藏冬之季可称为藏冬阳土之季。按照医学脾胃属土之说，脾主散精，主运化，可滋润，属阴土；胃主纳谷，主腐熟，性刚燥，属阳土。

此藏冬之阳，虽不得势，但其有使阳气渐趋强盛的作用，过此"潜龙勿用"阶段，即将大有作为。其能在极为阴寒之处存在，必是真阳或称真火。

此藏冬燥寒阳土之季属于冬水之季的后半季，它与冬水合居一处，是理解水土合德的基础。可以说，没有水土合居，就没有水土合德。水土合居表现为水在土中，水性趋下，渗入地下，是脾土渗纳水湿之象，而五行中木火金都无此功能；水贮蓄土中而为湖泊；疏导分流于渠道，汇聚江河于大海，无一不与土相处。水居土中，土不离水，水土共生之利，非德而何？德者，恩德、品德之义也，是促进世界万物发展的动力。

肾水之卦象为坎，其形乃一阳陷于两阴之中。其两阴为水在外，一阳在内为水中之阳，乃真阳或称为真火。《素问·水热穴论》谓："肾者，胃之关也。"

《素问·阴阳类论》谓："所谓二阳者，阳明也。"胃为二阳合明之所。《阴阳离合论》谓："三阳之离合也，太阳为开，阳明为合，少阳为枢。"开则显露，合是收敛，枢是转换。故阳明胃之机为阳气收敛。四季中阳气的动态为春生、夏长、秋收、冬藏。阳明胃与肺腑大肠，均为燥金之经，皆为阳气收敛之故。随时间推移，至冬季则阳气收藏，燥亦达至极而呈一火陷于二阴之象，而此阳明土之火亦可谓阴中之火或水中之火，而有真火、命火、元阳、阳火等诸多名讳，同为此真阳，当即胃阳之气。

肾为先天之本，脾（胃）为后天之本，胃火与肾水同居，共同维持人体生命活动，也可为水土合德的表现。

由于水土合德，其中属土的胃火，与属火的心亦为"一家"的关系，而肾亦可称与心一家，这也是《辅行诀》交互金木、既济水火、升降阴阳三大法则的根据之一。尤其外感天行玄武汤的方药组合，如抛开水土合德理念，则没法理解。因此同源于《汤液经法》的《伤寒论》和《辅行诀》都具有"水土合德"的理念是肯定的，这对正确理解经方的组方用药规律有决定性的作用。

二旦四神的图像中，肾水玄武是龟蛇互交的形象，其意义也寓有水土合德的内容。龟蛇都是水边生活的冬眠动物，它们冬眠于天地下洞穴，都有可水可陆的两栖特性，而且诸多文献中也可见到龟有雌无雄的记载，龟需与蛇结合才能繁殖，形成了北方水神是龟神合体、水土合德的形象。这种蛇缠龟玄武，曾见于河南出土的西汉武帝建元四年（公元前137）墓穴文物。此时，正是《汤液经法》初成的时期，书中有蛇缠龟水土合德的玄武学说，是很有可能的。

《辅行诀》玄武汤，属既济水火法则的温渗之剂。虽言既济水火，用药却涉心者甚少之，而以脾土之体味附姜温阳化水已燥为主，苓草参甘淡渗利为辅，并加术之苦以助肾用，用芍药酸味以益阴，助心之化而除水畅阳，有蒸冰已燥之功。玄武汤，正是藏冬寒燥证之的方，乃水土合德之正用。

七、秦汉时期的始终五德变迁

邹衍用五行相克来解释朝代变迁，即后朝是能克制前朝之五行属性者为常规，但并非死板的规定。

《淮南子·齐俗训》高诱注引《邹子》"五德之次，从所不胜，故虞土，夏木，殷金，周火"。邹子认为，代周而兴者，必然是水德者，燕在北方属水，可代周之火德。但若燕昭王犹豫不决，就会失去机会，由属土德的君王代周而兴。笔者认为，这种灵活的空间，有可能是秦汉始终五德次序有所失序，或者定型不决的原因之一。更重要的是，这种五行次序的变化，对研究医学典籍内容有不可回避的问题。

按照五德终始说，夏朝木德，尚青；商朝是金德，尚白；周朝是火德，尚红；秦朝水德，尚黑；汉朝土德，尚黄。但是，汉高祖刘邦时，张苍认为秦国执政时间太短且暴虐无道，不属于正统朝廷，又说刘邦灭秦到霸上是在水德旺盛之十月，故汉应与秦朝一样尚黑，而正朔为水德。

公元前165年，鲁人公孙臣认为应以土德为国运，并说会出现黄龙，张苍坚持应是水德尚黑衣。第二年，真的有黄龙现身于成纪县。张苍被免去相位，与此事有较大关系。

直到汉武帝时，认为秦真的应属于正统朝代，太初元年（公元前104），正式宣布汉正朔为土德（因土克水）。司马迁和董仲舒参加了这项议题的讨论，推动了改制的顺利完成。是年，司马氏开始了《史记》的编写，董氏当年去世，年78岁。中国又由黑色世界变成黄色世界，"以正月为岁首，服色尚黄；数用五，官名的印章改为五字。"（顾颉刚《汉代受命改制的鼓吹与实现》）由于汉武帝最终否定了汉承秦制之说，定国运为土，故历史上西汉没有心火之说，因为"心者君主之官"，汉武帝绝不会允许此语的存在。心者君主之官一语，只能出现在尚火德的东汉时期。

王莽建立新朝，仍用土德之说，采用刘向刘歆父子五德尚土之说。

汉光武帝光复汉室之后，认为汉朝属于火德。正式承认了这种说法，从此确立汉朝正朔为火德，东汉及以后的史书如汉书均从此说。可以断定，现存经典本，"心者君主之官，神明出焉"一语，出自东汉是无疑的。也可以理解西汉为何不谈火？可以确定"心者君主之官"语出东汉。

如果对秦汉时期始终五德更替情况进一步深入分析。从秦至西汉早期由水德到水德，再到西汉及新莽土德，再到东汉火德的更改变化，可以隐约觉察到其中有水火既济的理念，火土一家和水土合德的脉络及潜规则。"蛇缠龟"玄武形象的出现和心脾同治，在西汉早期或秦代之前医典《汤液经法》中有所表露，应是无可争论的事实。如此认识这一历史时期的经过，能解除一些矛盾着的疑惑，使事情显得更加简单明快。首先，秦国色尚玄黑，以水为德，取义水克火，以水代周之火德。

玄黑为黑中兼有微红的颜色，黑属水，红属火，除代替周之火德外还有承接其禅让的意思，即五行中，水火不相射，却又相逮，水火为一对阴阳，又共主寒热的对立统一性。

秦尚玄黑之说，根据有二种说法，一是图腾说：秦图腾属于鸟图腾，由"玄鸟殒卵""双手供奉"和"禾苗"三部分组成。它是"燕子殒卵"与"嘉禾"的复合图腾，秦人的祖先是有蛱氏之女华，她吞燕卵生伯益，伯益为秦人男性祖先。其女性祖先为有蛱氏之女华。东夷玄鸟部就是嬴政姓的先祖，嬴姓秦国，嬴姓赵氏赵国，嬴姓黄氏黄国同祖同源，嬴姓的祖先来自一个以玄鸟为图腾的族类。

二是玄鸟说：所谓的玄鸟就是指太阳中的黑鸟。但在我国古代文献的记载中，自从《吕氏春秋》始，这只"玄鸟"却变成了燕子。《诗经，商颂，玄鸟》："天命玄鸟，降而生商。"传曰："玄鸟，燕也。"此玄鸟与朱鸟义同。但朱鸟为火鸟，太阳中的黑鸟有是乌鸦之说，乌鸟当是太阳中之阴暗部分，即真阴或真水部分。后黑色被称为水神之兽而名为玄武，所以玄鸟义仍指火神之兽，云火神则是早期五行说的观念。

此外还有秦始皇生于冬季，而冬季属水，取为国运和秦文公（名不详，？～公元前 716 年，公元前 765～公元前 716 年在位）出猎获黑龙的两种说法。

秦朝从公元前 221 年到公元前 206 年，二帝共 14 年。公元前 202 年，刘邦建西汉。在刘邦起义之初，斩白蛇的故事（《史记》有载）中，刘邦被称为"赤帝子"，所杀"白帝之子"，在方向上当是西方秦金色白帝之子，刘邦在南方为赤帝之子，故能克杀之。其建汉之后，当尚火运。但其所承者秦却是水德，与其反克的关系而不可取用，张苍乃借口从秦不足为一代而论，而汉上承秦之水德，与"赤帝"并有"水火"的关系，如同秦与周有相射相逮的相反相成关系。

及至汉文帝时期，公元前165年，鲁地人公孙臣、新垣平上书改正朔服色之事。对于此次的上书，文帝并没有立即回复，而是同张苍商议，张则坚持尚水德黑色，最后建议其主给罢了此议。但是一年后，真的有黄龙现身于成纪县，同公孙臣之前的谏言极其切合。于是其主再次召见此人，同意其谏言，并为之改元，张苍自咎引退相位。张苍卒于汉景帝五年（公元前152），但是不久新垣平的弄虚作假事情败露，易服色成了一场闹剧，汉文帝在尴尬中不了了之。

汉武帝太初元年（公元前104），经过酝酿60多年的改制正朔和服色问题，又由太史令司马迁等再次提出。司马迁等人认为汉朝承继的是秦朝而不是周朝，因此汉在"五德"中应归属于"土德"，因此服色应该尚黄。汉武帝采纳司马迁等人的建议，并令司马迁、壶遂、唐都编定新历法即《太初历》。

西汉末，为适应王莽通过"和平"禅让的手段获取刘氏江山的现实，著名学者刘歆便创造出"五德相生"为序的理论。公元8年王莽建立新朝，宣称汉是尧的后裔，属火德，自称舜的后裔，为土德。汉朝把政权禅让给自己建立的新朝，符合自然之理。

刘秀借机大做"火"字文章，为"有火自天，流为赤乌""火为主"等图谶之言，公元25年，推翻了王莽，建立东汉政权，尚红色，成了"火德"皇帝，维持到东汉灭亡。总观两汉期间的五行德运过程是水——土——土（新莽）——火的过程，其中新朝和东汉是以五行相生序而论者，除水德外，只有土、火两种。而且新朝不属刘汉，与秦相比称帝执政时间更短，不做一个朝代而论的理由应当更充足。

如此看来，虽然两汉期间有三种国运，实际上只有水土火三种，若不计水运在内，则只有土和火两种。可以算作东汉和西汉不同的国运。这种情况，可以认为西汉两种是水土合德的表现形式；东汉的火运，可与西汉的土运有火土一家的关系；又可与西汉的水运有相反相成的关系。总之，即此而论虽则刘汉一朝三德，貌似运用始终五德的败笔，但又切合水土合德、火土一家、水火相逮，与理不悖，是促进社会发展的精神与动力。

八、西汉校书与《汤液经法》成书轨迹

随着秦灭齐的到来，稷下学宫逐步衰落，直至停办。稷下学宫最晚大儒家荀况（公元前313～公元前238），在学术上一反孟子"性善说"，倡"性恶说"。荀子是思想家、文学家、教育家，同培养的高足韩非（公元前280～公元前233）和李斯（约公元前284～公元前208）均是秦朝政治家思想家，却均是以法家称名的学者；张苍精通治国思想又长于天文历算科学，亦为秦吏汉相，其弟子贾谊（公元前200～公元前168）则是著名的政论家和文学家。

秦始皇三十四年（公元前213），博士齐人淳于越反对当时实行的"郡县制"，要求根据古制，分封子弟。丞相李斯加以驳斥，并主张禁止百姓以古非今，以私学诽谤朝政。

秦始皇采纳李斯的建议，下令焚烧《秦记》以外的列国史记，对不属于博士馆的私藏《诗》《书》等也限期交出烧毁；有敢谈论《诗》《书》的处死，以古非今的灭族；禁止私学，想学法令的人要以官吏为师，此即为"焚书"。下令焚烧《秦记》以外的列国史记以及私藏的《诗经》《尚书》，"博士仍可保留这些书籍。医药卜筮种树之书民间亦可保留。百姓也可以官吏为师学校法令"。

《史记·秦始皇本纪》记载：始皇闻亡，乃大怒曰："吾前收天下书不中用者尽去之。悉召文学方术士甚众，欲以兴太平，方士欲练以求奇药。去不报，徐市等费以巨万计，终不得药，徒奸利相告日闻。卢生等吾尊赐之甚厚，今乃诽谤我，以重吾不德也。诸生在咸阳者，吾使人廉问，或为妖言以乱黔首。"于是使御史悉案问诸生，诸生传相告引，乃自除犯禁者四百六十余人，皆坑之咸阳，使天下知之，以惩后。

上述两事即汉后所谓秦朝的"焚书坑儒事件"。秦朝不仅"焚书坑儒"，还下"挟书令"，藏有儒家经典者治罪，因之在秦代无传授和学习儒家经典者，这种"挟书令"的愚民政策也限制了民间传统文化的继承和发展。

公元前206年，楚汉鸿门宴之后几天，项羽沐猴而冠，火烧咸阳宫，大火烧了三个月，更使秦都受到毁灭性的损害，使传统文化典籍受到了很大损失和破坏。是年刘邦建立了西汉政权。

西汉初年，汉高祖刘邦很不重视此文化损失，至惠帝时，儒家思想言论这个禁区开始松动，乃废除了"挟书令"。

汉文帝（刘恒，公元前180～公元前157年在位）时期，一些尚存的老儒依靠记忆，口头传经。弟子们因找不到书籍，就用当时通行的隶书将老儒背诵的经典本文和解释记录下来，这样的经典就是所谓的"今文经"。

汉景帝（刘启，公元前 188～公元前 141）三年（公元前 154）正月发生了七王之乱，三月份平息。之后其子刘余（？～公元前 128，汉武帝同父异母兄弟）被封为鲁恭王，鲁恭王在拆除孔子故宅时，从墙壁中发现了古笔体的尚书经文，被称为古文经。

至汉武帝（刘彻，公元前 156～公元前 87）推行董仲舒（公元前 179～公元前 104）"罢黜百家，独尊儒术"的国策，古文经学主要流传在民间。

汉成帝（刘骜，公元前 51～公元前 7）河平三年（公元前 23）下诏使谒者（官职名）陈农求遗书于太下，又委任光禄大夫刘向总领校勘。整理采访的书籍命刘向校经传，太医监李柱国（疑为官职名）校方技。刘氏之子刘歆亦参加其事。汉哀帝（刘欣，公元前 7～公元前 1 年在位）元年（公元前 6）刘向去世，由其子刘歆继其事。先后共 20 余年，校出了最早的书籍分类和目录学，即《七略》和《别录》。

此次校书的原始资料，除当时"采访""求遗"所得之外，还包括入汉百多年来积存之遗书。如《史记》所收入之《诊籍》。

还应说明的是此次校书期间，正是第一次古今文论争开始的阶段。刘歆是古文家的主要代表。哀帝让刘歆与今文家们交流意见，但今文学家们"不肯置对"，激起刘歆愤怒，上"移让太常博士书"，指责他们"抱残守缺，挟恐见破之私意，而无从善服义之公心"，因此受到权臣的打击和排挤，被迫离京六年之久。

校书过程中，必然会遇到有关古今文冲突之问题，尤其是《尚书》中心的五行属性是火还是土的问题。而且这个问题已表现在医学原始经典《汤液经法》中，在具体校订时，原文已经有心属火又属土两种内容并存形式。这是难以用简单方法处理的问题，双方意见相持不下，只有仍以并存的方式记录下来，这需要有双方共同认可的权威来调平。

幸好刘歆与当政者王莽（公元前45～23）为同事好友，刘歆也正为王莽以古文说教夺取政权，可谓之尚属得势。公元前1年汉平帝（刘衎，公元前9～公元前6，9岁至卒在位）即位，大司马王莽操持国政，6年王莽毒死平帝，立2岁刘姓孺子婴为太子，莽篡位誉称假皇帝，公元8年，王莽建立新朝，"转正"真皇帝，先后辅政、在位共24年，至23年卒。

王莽辅政到称帝的9年中，刘歆的职位步步上升，以至被封为国师、嘉新公，成为文化领域最高领导人，这对校书工作中遇到的一些难题能够得到恰当的处理会大有好处，此时期应是古文经学有所发展的阶段。同时刘歆做实际校书工作的机会有可能要减少，而其老同事李柱国的具体校书任务会有所增加。

汉平帝四年（公元3年）七月，王莽还在全国网罗天下散佚经典，包括医术、本草在内的各类异能之士上千数人，"皆诣公车"来京师朝廷上记录他们的学说，更正错误，统一编撰成书。

《汉书》所言经方十一家，是据刘歆父子《七录》和《别录》而来。深入细致地考察分析《史记》《诊籍》《仓公传》的内容，确实有《汤液经法》原始资料的踪迹。

《诊籍》，一般认为是西汉淳于意所作医案书。其实不

略论《辅行诀五脏用药法要》复兴国医的学术根柢

然，它是汉文帝四年或文帝十三年（公元前 176）发生的"缇萦救父"案件审理过程中，文帝审问淳于意的笔录。除有 25 个医案之外，还有包括淳于氏从师学医过程、学习内容、学术特点、治疗方法，以及传承授徒情况等。这个笔录保存于官府，后被司马迁编入《史记》。至公元前 23 年刘向校书时得到进一步整理，并命名为《汤液经法》，后又被班固编入于《汉书》。

现据《史记·扁鹊苍公列传》所载，列出相关情况：

淳于氏，名意，山东临淄人，官至齐国太仓长，少年时喜医术，高后八年（公元前 180），师从同郡公乘阳庆，阳庆无子，尽教淳于意。又口传给他一些秘密方，和黄帝、扁鹊传下来的脉书，辨五色诊病，可决断人之生死，知病情之顺逆，经常外出为人治病，不以家为家。因其知病之顺逆，则治顺证，不治逆证，致使有的病家怨恨他，因此得罪了权贵，以贪污告罪于他。按法律应受到割去鼻子，砍去肢体的肉刑。文帝四年（公元前 152）中，淳于意赴京长安服刑。蒙此大冤，因无子，只有五个女儿，大骂她们不能救此危厄，当时其最小的女儿缇萦，主动要求随父进京，为父申冤，结果文帝准状，淳于意无罪释放，还在全国免除肉刑，这就是老少皆知的缇萦救父的故事。有人考证西汉废除肉刑的时间，此事当发生在文帝十三年，即公元前 176 年。

从其师承来说，公乘阳庆教授给淳于意的，有口传秘授的一些东西，有黄帝和扁鹊的脉书。只言"脉书"而不言书名，符合秦前诸子百家书著不写书名的情况。当时的《汤液经法》或没有篇名和书名，正说明系汉之前资料的可能性大。其能决生死，定顺逆，符合黄帝、扁鹊的诊疗方法。

淳于意医案中，已明确有"天道四时""揆度阴阳外变""五色诊病""脾气周乘五脏""伤脾气""胃气黄，黄者地，土不胜木，故意致春死。""定五味""上下经脉五诊""阴气传入"等阴阳五行融合而论病机病理及诊断治疗的现象，故可以认为淳于意的学术思想也是以阴阳五行合流为指导，与《汤液经法》别无二致。

淳于意在谈到授徒情况时说，他共教了六个徒弟，其中有三位都学习了五诊，三人都学了经脉上下，二人共同学了奇络法，只有冯信一人学了"案以逆顺，论药法，定五味及和剂汤法"（此15个字是《史记》原文）。此15个字可以释为："按照天道四时的规律，论述药物的五味性能，作为调配汤液方剂的法度。"

众所周知，《辅行诀》之引文多出自《素问·脏气法时论》，脏气法于四时是《汤液经法》的指导思想，四季更迭，寒暑易季的规律，与五脏五味苦欲配属表达药物的功能，是调配补泻方剂的法则。可见它与《诊籍》15个字意义丝毫不差，《汤液经法》4字，完全可以是《诊籍》15字的缩写。从而更可以确切的认定"汤液经法"书名来源于此，也可以进一步联想，《汤液经法》是整理淳于意的学术资料而成。

在仓公诊籍模式中，"诊脉"与"切脉"分别而论。先通过脉病分析，得出脉病诊断及预后诊断，此为谓之诊脉；再根据切诊血脉，按摸桡动脉的搏动于脉口或气口，以候五脏之气，此谓之切脉。

因此，仓公脉法乃是经脉与血脉的混杂脉法。

王莽的梦想就是以古文经学为意识形态治理国家，就是改朝换代。刘歆为了进一步推广古文经学，利用自己经学领袖的身份，为王莽代汉大造舆论，为王莽代汉打下了充足的理论基础。

王莽掌权后，刘歆先是出任侍中太中大夫，后又升任骑都尉、奉车光禄大夫。古文经学中的《古文尚书》《毛诗》《逸礼》《左传》也被立于官学，刘歆的梦想终于实现。王莽称帝后，原温良恭俭让的形象渐减，残暴凶戾的真相毕露无遗，在社会上的威望渐降，渐生动乱。

新朝的权臣之一甄丰及其儿子想借谶讳来牟利，刘歆的两个儿子刘棻及刘泳，也被牵连其中，结果被捕，二子同日处斩。王莽在诏书里还声称，要依据记载"大舜处置四凶"的手法，对于新的"四凶"，还要凌辱他们，布告天下！

然而，王莽要求刘歆把女儿刘愔嫁给太子王临，这意味着，太子妃刘愔日后会成为皇后，王莽这又是在向刘歆示好。

但这种平静很快打破了。王临和他母亲王皇后的侍女原碧偷情，而原碧又是王莽的侍妾，王临和原碧商量着要把王莽毒死。这时王莽不知是否发现了什么端倪，结果是以大风吹倒王路堂为由废掉了太子。王临和刘愔被赶出了未央宫，在外居住。

之后，王临给王皇后写的信，被王莽发现了，王莽逼王临自杀了。因为懂天象的刘愔曾经预言过宫中会有白衣会（丧事），怂恿王临谋反，也被逼自杀了。接着，王莽的第三个儿子也被活活吓死了。

由于王莽的统治越来越不得人心，起义者风起云涌，一浪接一浪，身为皇族后裔，又享有极高声望的刘歆，也被朝中一批大臣所秘密拥戴，他根据天象来计算辰光，公元23年准备谋反。可惜，事情未成就被发现了，刘歆没有避

开自杀的下场。同年王莽战死，公元 25 年，刘秀（公元前
6～57）在柏乡县千秋亭建东汉，帝号光武。

王莽与刘歆的至密关系以王莽称帝为最高峰，之后渐有
疏远，直至为敌。刘歆取得的最大收获应该是发扬了古文经
学，校勘了大量传统经典书籍，为中华民族的文化事业做出
了巨大的贡献。医药方剂经典《汤液经法》得到传承与保
护，与刘歆父子和李柱国的努力有直接关系。其完成校勘整
理此书的时间，约在王莽开始辅政的公元前 1 年到称帝建新
的 9 年前后。

班固（32～92）自章帝时起即开始写《汉书》，前后历
20 年之久，在和帝（刘肇，79～105，88～105 在位）80 年
完成。据刘歆父子《七略》《别录》将《汤液经法》列入
《方技略》。

王莽与刘歆关系的破裂，必然影响到王莽与李柱国的关
系。关于李柱国后来的行踪及生平尚无确切的资料，但清朝
四川地方志中有关于涪翁的记载，此人很可能是李柱国。笔
者在《〈辅行诀五脏用药法要〉阐幽躬行录》（第 16～19 页）
对此情况进行了论述，并讨论了对经脉学说及针灸理论的起
源具有重要意义，对《辅行诀》《汤液经法》的研究有所启
发。仅在此做一简单介绍，有兴趣者可参考原书。

清朝乾隆、同治代绵州地方志对涪翁均有记述，内容大
同小异。同治版《彰明县志》载："涪翁避王莽乱，隐其姓
名，捕鱼为业，兼精医术，活人甚多。"

据《后汉书·郭玉传》记："初有老父，不知何出，常
钓鱼于涪水，固号涪翁。翁乞食人间，见有病者，时下针
石，应时而效，著《针经》《诊脉法》传于世。翁授弟子程
高，高授郭玉，玉为汉和帝太医丞。"今李杜祠尚保存有汉

涪翁像碑一块（原置古春酗亭中），书赞："西汉中微，名贤放逐，有一父老，不知何出。钓隐涪江，针经著录，弟子程高，再传郭玉，矫矫清风，依依乔木……"

1993年2月，四川省绵阳市永兴镇双包山发现了一座西汉椁墓，出土文物数百件，其中一具木胎髹漆人体模型，高28.1厘米，裸体直立，两掌向前，模型表面纵向分布有红色漆线条19支，头手等处有多处线条交会，形似人体经脉，被命名为"西汉人体经脉漆雕"，简称"漆雕"，这些线条的分布情况与《灵枢·经脉》篇以及长沙马王堆汉墓出土的两种古经络佚书的记载有相似之处。这件漆雕模型，是中国人体经络学理论最早的实物资料，证实了绵阳是我国中医针灸学、经络学说重要发源地。

自西汉成帝河平三年（公元前23）到公元8年王莽称帝前后，约31年，为确定书名为《汤液经法》的时间，刘歆和王莽均是古文经家，从汉武帝时期的公元前104年，到王莽称帝，一直是土德为国运；之后从公元25年刘秀（公元57年去世）建东汉，到《汉书》成书的80年，共55年之间，是刘秀由倡今废古经学转向古文经学的时间；同时社会上又发生两次古今文论争，使古文经的影响和地位得到发展和提高，形成古今经学并存的局面，如心的五行属性，就以今文家属火，古文家属土并载于《说文解字》中。

东汉之初，刘秀倡今文，与王莽古文相对，取火德为国运，谓之五行相生序。实质上应是针对其前的"土"运，和迎合刘邦为"赤帝子"之说，使心火为"君主之官"改变其前的心土为君主之官的合理性。尚火德之说一直延续到东汉最后。

东汉和帝时期（公元80年）成书的《汉书》问世之后，

到三国张仲景（约 150～219）时期，《汤液经法》销声匿迹，即便是"仲景论广汤液数十卷"，却在书中对此只字不提，反被与几乎同代的皇甫谧（215～282）指出。在这130 年中销声匿迹的原因，除了其中心属火之外，还有心属土之说。这是刘汉政权所不能容忍的。

除此之外，《汤液经法》托名商圣相伊尹所作，而伊尹的身份，还是一代最大的巫师；其基本理论是天人合一和阴阳五行合流思想，是稷下学宫阴阳家创始人邹衍所倡；古代医源于巫，道家脱胎于阴阳家，而东汉正是张道陵（34～156）创立道教时期，而此教又是富有造反意识的民间组织，如汉末的黄巾起义，即道教起义。这几个方面的因素，使得此书只能在民间或道教内部传承，从而形成了百余年无声息的局面。

九、张仲景与荆州学派

《辅行诀》载："汉晋以还，诸名医辈张机、卫汜、华元化、吴普、皇甫玄晏、支法师、葛雅川、范将军等，皆当代名贤，咸师式此《汤液经法》救民疾苦，造福含灵，其间增减，虽各擅其异，似乱旧经，而其旨趣，仍方圆于规矩也。"依此可知，《汤液经法》在仲景到弘景时期这 300 多年中的传世概况。

陶氏所提及的上述 8 名医家，除仲景、卫汜师徒外，均亦得《汤液经法》的传承，而且各有特色和个人的经验，但不失其原则性。因资料所限，具体情况无法了解，仅就张仲景的学术特点，对照《辅行诀》略做分析如下。

刘表（142～208）是 190 年单骑入荆州（襄阳）任刺史的，但不会一开始就建学业堂。几年后政权得到巩固，脚跟站稳后，才可能兴办教育。因此，于 195 年左右在襄阳办起第一所学业堂是有可能的，据说诸葛亮（181～234）即曾在此校读书。

学业堂聘请大批名士如司马徽、宋忠等当教师，还亲自编撰古文经学教材，对古文经学的光大起到很大作用。学业堂是官学，除了官学，私学也兴盛，襄阳成为当时全国的文化教育学术中心。南来北往的名士鸿儒纷纷涌向荆州（这里荆州指治所襄阳），先后前来讲学的名士达到 300 多人，求学的"盖千数"（史书载）。

东汉时虽然古文经没有取得官学地位。但是宋忠（生平不详）、司马徽（？～208）等人讲授古文经学，特别是刘表本人的先祖即是西汉发现壁文尚书者刘余，可谓之古文经学是他的家传绝学，因此确立了古文经在荆州官学中的地位，而且发扬了古文经简明求实，注重义理的学风。荆州官学中形成以宋忠为首继承马融以名实为主要内容，与以北方幽州为中心的郑玄学派相抗衡的新的学派——荆州学派"，从而繁荣了学术文化。由于刘表是山阳高平人，其师是同乡大儒王龚之子王畅，曾任南阳太守，与王粲、王凯、王肃及后来的王弼、王叔和等都是山阳同族老乡，或为学宫所聘教官，或有裙带传承关系，故世称山阳王氏学派。

荆州学宫时期，张角起义和张鲁道政合一割据汉中，社会上道教理论正处复兴之时，同时本人亦具有浓厚的道教思想和意识。刘表与荆州当地学者共著有《荆州星占》道学书一部，据说为唐代李淳凤《乙巳占》的原始样本，还有人认为道教经典《老子想尔注》是刘表所作者。因此荆州学派有引道入儒的特色，后人王弼因此成了玄学的创始人。

荆州官学培养了大批经世致用的人才，曹魏、蜀汉、孙吴三国政权中的骨干，如曹魏政权中的刘廙、傅巽、徐庶、王粲等，蜀汉政权中的庞统、诸葛亮、尹默等，孙权政权中的潘濬都对社会有所贡献。

特别需要注意的是，荆州学宫主讲之一王粲，与张仲景有所交往；后来撰次《伤寒论》的王叔和亦是山阳王氏族人；刘表的老师王畅曾在仲景故乡任太守，对南阳的文化会有一定影响。三方面的因素，是推论仲景具有儒道思想的根据。也可以认为，他与邹衍先儒学后阴阳，阴阳五行合一思想如出一辙。

更重要的是，对张仲景意识形态的认知，可以说明，《辅行诀》所谓"张机撰《伤寒论》，避道家之称，故其方皆非正名也，但以某药名之，以推主为识耳"一语，并非仲景本意，确是因为避当时黄巾之嫌，不得已而为之。王叔和整理《伤寒论》时，黄巾起义风波已熄，政治空气有所缓和，而有些方剂名称又有部分复原。

《伤寒论·自序》谓："夫天布五行，以运万类，人禀五常，以有五脏，经络府俞，阴阳会通，玄明幽微，变化难极，自非才高识妙，岂能探其理致哉！"

此段文字是仲景对自己著作总体指导思想的表述和感想。前半部分用五常、五脏来说明以五脏为中心的经络府俞五行运动规律，与阴阳学说融会贯通，其中深刻的道理和变化运用很难掌握，其后半部分是以谦卑的态度承认自己对这种理论研究运用的不够精熟。

此段文字中用了"经络府俞"四字，而不是"脏腑经络"，更不是我们现代通用的"五脏六腑十二经络"。这种情况说明仲景当时所说的经络和脏腑俞穴，与现代不同，应是他所见到的《汤液经法》中的内容。《辅行诀》的出现，已证实《汤液经法》十二经脉名称不全，经络不分手足的情况，即便是外感天行病的治疗，也有五脏辨证的信息，有"心气不足""肾气不足"之用语。是从五行中纳入阴阳，以二旦汤为"阴阳不测"之"土"的形格。这与后世学者认为《伤寒论》为六经辨证，与阴阳纳入五行的说法格格不入。

此处有"经络"二字，所指似是十二经络之意，因为仲景时期十二经络说已经普及，上节所说西汉文帝时期出土文物针灸教具小漆人的出现，证实了淳于意时期十二经脉说尚不成熟，《史记》中《诊籍》所记淳于氏所承"扁鹊之脉书""五色诊病"均不是十二经络体系。众所周知，扁鹊是奇经八脉说的提倡者，"奇"有非偶非对之意，即有非阴非阳之意，而《诊籍》原文又有"奇络"一词，当与奇经学说相关。仲景以其当时的十二经脉审视汤液时代之奇经、奇络，当然会不得其解。

即此而论，仲景所言"自非才高识妙，岂能识其理致哉"并非完全是谦逊之辞，而是有其实际情况。

《吕氏春秋·本味》载《汤液经法》托名作者伊尹谓："调和之事，必以甘、酸、苦、辛、咸、先后多少，其剂甚微，皆有自起，鼎中精妙微纤。口弗能言，志不能喻，若射御之微，阴阳之化，四时之数也。"

此段借烹调以言政事，实亦是和合药味以制汤剂之基础，方剂经典《汤液经法》之宗旨。而其天地四时之理数，奥妙深邃的道家学理，非俗人凡夫所能理解。张氏虽被同乡何颙称为"用思精而韵不高"之才，但毕竟于道学乃门外之汉，且其出身宦官门第，具有儒家意识，又因时值大疫流行，大部精力投身于《汤液》方药的实践和运用，没精力、没能力进行理论研究，而发出此"岂能识其理致"的感叹，是合情合理的。

至于现代风行的一些经方理论，都是对后世医家对仲景方的理解和猜测而成。仲景学派林立，都是盲人摸象各执己见，且"函鸡之鼎焉可用于烹牛"，离经典原意甚远，有待统一和融合。

张氏与身为一代道教领袖、在多学科领域均有所建树的三教合一思想家，具实证精神的科学家陶弘景相比，正如小巫见大巫。可以说仲景长于实践，对《汤液》方药的运用经验丰富，对理论方面不够精细，甚至对某些"古训"亦是保留而不实用或引而不发，不予解析，如传经理论，传经日数联用的问题、六经欲解时的问题、半夏补肺气的问题、小柴胡汤不能解释全部寒热往来的病机等，都暴露了其现世传各种理论的缺陷和不足。

由于《辅行诀》问世后的历史遭遇，一直以来，是张仲景一部《伤寒杂病论》支撑着经典临床大厦，其人被后世奉为医中圣人，其书则称为经方。后世对其顶礼膜拜，奉若神明，对其方论不敢越雷池半步。直至近年《辅行诀》再现于世，才打破了千数年经方典籍的沉寂，开始了经方学术的觉醒。但是在学术界，仍有沉醉于张仲景的经验学说，大谈用经方的实践经验，甚至小有成效，即昂首戴面，忘乎所以。笔者在此并非诋毁经验的作用与必要，而是要提醒一下不要以为总结经验是唯一的有益工作，那样会阻遏医学的进步和发展。

陶氏在理论方面论述精深，法天则地，立论严谨，法度森严，出神入化，运用灵活；虽在实践方面逊张氏一畴，但在炼丹过程当中，也曾有几年的时间有机会接触临床实践，其父祖又皆精于药，有家传之学，亦可谓之经验丰富。他为研究经典方剂提供了重要的学术资料和理论依据，是研究仲景著作的不可多得的重要资料，先师张大昌先生称之为理事体用俱备之作。

通过对上述史事的分析，仲景书中之经脉学说是西汉木漆人为教具的经脉，或称即"涪翁"（李柱国?）传程高，再传郭玉的经络学说，也应是《灵枢》所载的经脉说。

但是否有为淳于意得传扁鹊的经脉说呢? 从淳于氏所传六个徒弟中，有二人学了奇络法，三人学了经脉上下。而其经脉上下，与他的脉诊和切脉都有关系，均在仲景书中有所体现，无论《金匮》还是《伤寒》，各篇标题中都有某某病"脉治"字样；各方主治文中也多有切脉或诊脉一项，但是其奇络（或奇经）在仲景书中尚未发现。这种情况很可能是仲景得到了淳于氏学经脉上下三徒的学术而形成，但是就其"六经辨证"模式来看，所谓"六经辨证"本身即是淳于氏"诊脉"的内容，却不是十二经络模式，而是五脏五行模式。因此如仲景所据不是后世的十二经，则是对淳于氏的诊脉法有所改造和创新。

《辅行诀》与仲景书不同之处，脉法的详略是一大区别。《辅行诀》略于脉法，有可能是陶氏没得到淳于氏经脉上下的传承资料，同时也没有融入后世的十二经脉说。可以说仲景书是《汤液经法》中，加入了"博采"的众方而成；《辅行诀》是择录于冯信得于淳于意的《汤液经法》，所以我们学习《辅行诀》可以参考仲景书之脉学。

十、穿越时空的医典《辅行诀》

《汉书·艺文志》中载经方十一家中有"《汤液经法》三十二卷",并谓:"经方者,本草石之寒温,量疾病之浅深,假药味之滋,因气感之宜,辨五苦六辛,致水火之济,以通闭解结,反之于平。"

陶弘景《辅行诀》谓"依《神农本草经》及《桐君采药录》上、中、下三品之药,凡三百六十五味,以应周天之度,四时八节之气。商有圣相伊尹,撰《汤液经法》三卷,为方亦三百六十五首——今捡录常情需用者六十一首,备山中预防之用耳。"

从上述所记可见,记载《汤液经法》书名最早的《汉书·艺文志》对经方的定义已有说明,即经方是借药物的滋味(辛、酸、苦、甘、咸)和气(寒、热、温、燥、湿)的特性,辨别药物的阴阳属性,组成水火之剂两大类方剂,能开通坚闭的气血结聚,恢复阴阳的相对平衡运动。

这里有必要对文中"五苦六辛"一词进行辨析,此词历代学者解释不一,笔者感到诸说均不能通达,认为此四字之意当为辨别药物的阴阳属性。《左传·昭公元年》载:"天有六气,降生五味,发为五色,徵为五声。淫生六疾。"这就是秦国名医医和为晋侯诊病后,提出的著名的"六气病源"学说。

此天之六气,六为偶数,属阴;天之六气下降于地,即生五味,五味为奇数,属阳,此即天地阴阳反作之理。五味中酸苦涌泄为阴,辛甘发散为阳,举苦、辛以代阴阳,"辨五苦六辛"，即是辨别药物的气味阴阳属性，用来组成阴水阳火不同类别的方剂。

除了上述解释"五苦六辛"之外，还有一种解释，似乎更为合理，即五味五行互含学说本身即可含有"五苦"和"六辛"的内容。五味五行互含，是把五味配属五行，而每一行又各有五味五行的模式。其中酸、甘、苦、咸四味配木、土、火、水每一行又配五味，共25个位次，作为阴性味属的代表苦亦为五种，即"五苦"。唯阳性味属的代表辛味情况不同，即不但辛者能散，而且"金味辛，物成而后有味，辛者，新也。万物肃然更改，秀实乃成"（出处不详）。"辛，新也。物初新者，皆收成也。"（《释名·释天》）"辛，辛之言新也。"（《礼记·月令》）如此辛味就有了"辛"（含辣）和"新"两个含义。

如此则五味五行互含中就有了金中水、水中水、火中水、木中水和土中水五种苦味，其他木、火、土、金行中也就有了辛、甘、酸、咸各五种，唯独在辛味中因多出"新也"一义而成为六种，为偶数，形成了苦（包括甘、咸、酸）为阳味（化数论），辛味为阴数的分类方法。

《礼记》又名《小戴礼》，相传为孔子七十二弟子所作，西汉礼学家戴圣编；《释名》为东汉刘熙撰，说明"辛者，新也"之说虽不一定是源于商伊尹，但战国时期已有此说是可信的，而且东汉书中尚有这种记载，在《汤液经法》成书时代仍流行于世是无疑的。此"五苦六辛"，是取五味的阴阳代表，系以天地之奇偶数表达药物的阴阳属性，符合伊尹原意。

在这里应当说明，笔者所见到的资料中，言"五苦六辛"一词者，仅此一处。而此处却是治学严谨，用词慎重之史学名著，它的出现应当是反映了一个历史时期的特别理念。笔者认为"五苦六辛"是当时五行五味互含理论是五行再分类，否则不会有"五苦六辛"的词义，五行含一辛即五辛，再加入秋天果实成熟是新的种子这一含义，即"新者新也"共六个辛味的说教，它的推出，是有其思想渊源的理论基础的。只有在五味五行互含的基础上才能推衍出"五苦六辛"，而且当时《内经》中已有"五行，行五，五五二十五"输穴用数法及《阴阳二十五人》《五音五味》等类似五行互含的论述方法的产物，它带有深刻历史文化的烙印。奈何后世学者，忽视于此，别为曲解，好好一个词汇被弄得面目皆非，更重要的是，使五行互含这一微观倾向的观念没有得到应有的继承和发展。

《汉书·艺文志》谓："医经者，原人血脉经络骨髓阴阳表里，以起百病之本，死生之分，而用度箴石汤火所施，调百药齐和之所宜。至齐之得，犹磁石取铁，以物相使。拙者失理，以愈为剧，以生为死。"

医经家，注重医学理论研究，善于推究人体的生理特征，阐明各种疾病的根源，用以推断各种治疗手段，调制临证所需的各种药剂，可见医经家和经方家的主要区别在于经方家主要是注重药物性能的研究方剂，医经家主要是根据人体的生理和病理特征来确定治则和方药，二者各有侧重但殊途同归。

《伤寒杂病论》和《辅行诀》同源于《汤液经法》，属经方家，其组方根据应是辨别药物的气味为主，组成不同类型的方剂。它是由《神农本草经》单味药性能的研究发展至复合药物性能的研究，是药物学到方剂学的过度。

《辅行诀》正是在《神农本草经》《桐君采药录》的基础

上发展而来，符合经方原始意义。其内容也正是以药物的五味功能为基础，用五味五行互含的法则，使药物性能更加细化，并以体及化的概念渗入五行学中，行施与阴阳的融合，同时，从其引文多来自《内经》"脏气法时""本神""邪客"诸篇，亦吸取了医经家的方法，作为组方用药方法和法则。所组成的方剂，可针对情况的不同，运用于虚实补泻各种病证。

《伤寒杂病论》虽然同出于《汤液经法》，而且研究其书的学者众多，但按照经方原义分析其组方意旨者并不多见。笔者感到，《神农本草经》为《汤液经法》之原始所本，除北齐徐之才《药对》有七方十剂之雏形，是经方研究的正宗，及其后之宋寇宗奭、明邹润安等数人外，所用均非研究经方的方法。这并非仲景书不是经方类，而是仲景本人对其理论研究不足，而热衷于临床实践的结果。历代学者们对此不察，反而以个人之见，自以为研究有得，谓之大胆创新，殊不知已去经方原义甚远。如以经络为基础的六经学说、病位为基础的表里辨证，以类别为辨证的阴阳辨证等，倒有些符合"医经"学派的模式了。

本系经方类的书籍，却使用了医经类的研究方法，应是千数年医家学者们的通病。正因如此，经方的研究门派林立，论争激烈，难以统一，却极少有从药物性味入手者，严重影响着学术的发展和进步。

近代《辅行诀》的复出，对《伤寒论》的研究可以起到使其脱胎换骨的作用，可以把《伤寒杂病论》的研究重新回归到药物性味学说的经方轨道上来，可使经验医学的研究模式转移到药性理论模式上来，使经典的研究达到突飞猛进，与时共荣。

先师张大昌先生，深感于此，发挥《辅行诀》思想，模仿其模式，尽毕生之力，"稿凡八修"，完成《处方正范》一书，撰方120首，力图恢复《汤液经法》方三分之一，为后世经方研究开辟了新的途径。

先师张大昌先生谓："商伊尹以元圣之才，仰观天文，俯察地理，远求诸物，近求诸身，撰用《神农本草》，准次阴阳之道，参伍之变，错综其事，引而伸之，触类以专之，化为《汤液经法》。"

《辅行诀》书名中即标有"五脏用药法要"六字，无疑是符合《汉书》经方定义的著作。其书的最大特点，是把五味五行五脏体用化，及五味五行互含模式的创立。其五味与五脏体用化配属的根据，是《素问·脏气法时论》的五脏苦欲说而有所改进。这种五味体用化的配属，亦符合《神农本草经》《桐君采药录》药物与周天之度和四时八节之气相应的思想。原始的药物学与月令物候有很大关系，所谓"候之所始，道之所生"，俗谓"三日一气，五日一候"，天气与物候的关系变化如此灵感，以此论药之精确可见一斑。可以说，月令所载具有"候"之用的药，大都有特功，如半夏枣仁等。

《辅行诀》中五脏补泻方所用药物共25种，在五味五行互含中各有其职位，各类职位的药物，在处方中具有同等的君、臣（佐臣和监臣）、佐使的职责，在方剂中有不可代替的意义。

外感天行病方用药30种，舍寻常食品米饭和当时生、干之姜混用而均名为姜，共用药28种，恰合四神方二十八宿之数。其阴阳五行合流的理念，使脾土的位职升级，既不属阴，又不属阳，根于四象又统领四象，有北斗居四象之中之义。

五脏补泻方用药数 25 和外感天行方用药数 30，共同 55 种。55 为《周易》天地大衍之数，与《河图》《洛书》有关。五脏补泻与五行相关，所用药数为 10 数之内奇数 1、3、5、7、9 之和；外感天行与天气阴阳相关，所用药数为 10 数之内偶数 2、4、6、8、10 之和。

二旦四神方由具阴阳之升降之品，及四神交互之药组成。木火为阳，金水为阴；木金药物交互使用，水火药物交互使用，二旦所用，乃四神七政中属日、月、土者，加入有升阳扶阴功用的主药，阳旦用黄芪、桂枝，阴旦用柴胡、黄芩。而四象之主味，金木所用为与其所主季气化相应者。如春温升，麻黄为主，秋收降，石膏为方主；水火所用为二者交互之气，火心用与心炎之热燥相对之地黄、鸡子黄之清滋者为主，肾取水土合德之义，取与肾寒相对之附子之温，补脾渗湿之茯苓共为之主。

但是必须说明，六神方的药物组成，完全是在陶氏升降阴阳，交互金木、既济水火三大原则的指导下的理论模式，而这三大原则是阴阳和五行融合过程中的产物。阴阳五行融合所产生的另外两个理念，为火土一家和水土合德。它们与三大原则息息相关，甚至玄武汤的药物组成，离开水土合德的理念，则不能通达。

同时，三大原则并非专为外感天行而设，它还用于五脏补泻方中。劳损五补汤中的食品疗法，果、菜、畜的使用即是金木交互使用，水火交济使用（脾土非阴非阳，取义自身体用交互）。

这种交互使用实际上是一种天地交合现象，是一种自然规律，它不仅仅是一个研究方法问题，还有更深层次的含

《辅行诀五脏用药法要》疫疠辨治刍议

意。就医学而言，它与人体之藏象和病理相关。笔者在《〈辅行诀五脏用药法要〉二旦四神方述义》中，曾对藏象学说进行复习，说明脏腑之官窍、体官、经脉、部位等诸多方面，都存有阴阳交互的现象和意义，有兴趣者可参考，兹不复述。

由此可以推知，《辅行诀》所列三大法则，既有地球公转和自转，以及北斗绕北极星的运转的天文气象学依据，也有人体藏象病理机制的根据。它虽然是阴阳和五行相互融合的产物，也是天地交合对人体生命的恩泽。阴阳和五行有在天和在地倾向之异，但无影响大小和先后之差，它们共同维护着世间生命的和谐和发展，天和地二者缺一不可。我们不可抛开五行而论阴阳，也不可不谈阴阳只说五行，否则我们的学术就要犯大的错误。如此这般，则"废五行存阴阳"之论可以休矣。

近百余年来，反对中医的思潮源源不绝，"废五行存阴阳""废医存药""验药废医"等莫不以五行中土的特殊属性为"中医不科学""中医是伪科学""五行是封闭式无限循环的模式"为口实，甚至以消灭中医为快。这些逆流存在的根源，主要在于对国医的发展历史认识不足，对国医经典建立之时及其后的发展的文化背景没有认真地考证和分析。

国医学起源于中古，甚至更早，商有圣相伊尹"以至味说汤"，奠定了制作汤液的基础。至战国末，邹衍倡阴阳合流学说，仰观俯察天地自然之象，促进了五行学说的成熟，脾土主四时与不主时并立而存。

西汉早期，淳于意承公乘阳庆之学，使黄帝、扁鹊之经脉、五诊、汤液等得以流传。及至西汉晚期，刘向父子及李柱国（涪翁？）校书，据淳于意《诊籍》或其徒冯信及的相关汤液的资料整理成书，并命名为《汤液经法》，至东汉班固据刘歆父子之《汤液经法》纳入《汉书·艺文志》，直至东汉末。

自刘向父子校书以来，社会上正处古今经文论争和始终五德正朔反复的时期，直至东汉末，才渐至平息。这个时期也正是国医经典渐渐成熟的时期，其间阴阳五行的合流已经完成，接踵而来的是升降阴阳的三大法则也已出现。

汉末疫病大行，一代实践大师张仲景运用《汤液经法》治疗流行的疫病，取得了良好的效果，积累了许多宝贵的经验，是传承《汤液经法》的第一人。他所见到的《汤液经法》是《汉书》出版（公元80年）到仲景写作《伤寒论》（约公元210年）约130年中另有人整理还即是《汉书》时期原件不好估计，但其或是参考了其他"古训"，或加入了其他"众方"是很有可能的，至少是加入了淳于意传人或其他人的脉法。况且时值黄巾作乱，为避道家之嫌，又改道家方名为药物名，肯定在某种程度上已非《汉书》时原貌。

约仲景去世（219年）后14年，王叔和撰次《伤寒论》，皇甫谧评之曰："撰次仲景遗论甚精，指事施用。"称其书的作用有如指能指月，而已非《汤液经法》，如得鱼忘筌之意。

从王叔和撰次《伤寒论》到陶弘景撰写《辅行诀》（约526～536）之间约270～280年中，虽有支法师、葛洪、范将军及三国时华佗、吴普等人皆"师式此《汤液经法》"，"而其旨趣，仍方圆之于规矩也"。此期正是玄学从萌发，到发展乃至全盛时期，山阳王氏学派道儒融合的学风及玄学及佛教兴起的影响，三教合一思想逐渐形成，与之相应的医学典籍的理论呼之欲出。

南朝陶弘景正是在此氛围中，在原典籍的基础上，融入重玄学说佛教思想，创造性的对他所见到的《汤液经法》进行研究。具体做法是摘录其中"常情所需"者六十一首（此"一"字是笔者校定所加），并在五脏补泻方后附以相应的金石方。把体用化理论，融入阴阳五行合流中，建立火土一家，水土合德理念，推出升降阴阳，既济水火，交互金木三大法则，作为理解藏象，分析病理、药理，诊断疾病，制定处方法度及其加减的要旨。

不幸的是，该书问世不久社会上即发生战乱，陶氏本人也因种种原因受到各种压抑，导致学术未能广泛流传，甚至因战火致残。

至李唐崇道，尊李耳为先祖，崇尚陶弘景的上清派，由上清派第十四代宗师李含光和其徒韦景昭（第十五代宗师），在745～769这20多年中，在茅山紫阳观整订成为后世所称的《藏经洞本辅行诀》。至宋真宗时期（998～1022年，有界定在1002年者）被封闭在敦煌藏经洞。在洞中封存近900年，于1900年破封而出。之后18年，威县张偓南先生在敦煌重金购得，世代珍藏，传至其嫡孙张大昌，藏经洞本已经毁佚于"文革"，1974年张大昌将背诵整理本无私奉献给了国家，使此国医传承文化得以继承和保护，近二年来，已经列入河北省非遗名录，在全国业内亦有了一定影响。

今年是《辅行诀》出洞后第二故乡主人张偓南逝世100周年，在这特殊的年度里，回顾一世纪来《辅行诀》的坎坷行程，不禁思绪万千，感慨万千，尤其是该书的宝贵价值，非止一端，仅列数条以明之做为本文的结束语：

区区万言的《辅行诀》，却承载着国医经典之初到成熟的轨迹，包罗着各类疾病的国医色彩，大有不读《辅行诀》就不能说了解了国医之意，曹东义先生称之为"中医的红楼梦"，可谓见道之言。

现代科学飞速发展，但对古代金字塔诸多神奇的不解之迷却不能解释。已知它的构造形状及各种数值，与古代天文气象日月星辰等甚是恰切，而且这应是破解金字塔之谜的突破口。古代天文气象学也正是医典的基础，现代科学对国医不可理解则称之为迷信。其实国医经典《辅行诀》就是医学的金字塔，此谜得解时，便是诸谜冰释日。

一个世纪以来，反对中医，消灭中医，废五行存阴阳，废医存药的潮流仍涓涓不息，究其原因，是对中医五行之土的认识不足，是对阴阳五行合流过程中产生的火土一家，水土同德的问题不够理解，认为五行学说是机械循环论。而研究《辅行诀》，探索其阴阳五行合流过程，即可明白其所以然，达到学术上的醒悟和自强自信。否认中医的古天文学基础和认为五行为机械循环论，是当前中医将要伟大复兴的两大障碍，而深入研究《辅行诀》，能解除研究中的逻辑思维短路，故《辅行诀》是国医复兴的坚实根柢。

《辅行诀》问世已近一千五百年之久，问世后，始终未能起到应有的作用，更未得到应有的重视，致使《汤液经法》的传承一直由《伤寒论》独步天下，致使经方的研究重于经验而轻于理论；同当前认为中医为伪科学，反对甚至要消灭中医，及废五行存阴阳等问题；以及国医衰落不振的现状，均可通过对《辅行诀》的研究而得到解决，如此千五百年以前的著作，能解决现代生活中最现实的问题，不愧是一部穿越千年时空的伟大传奇之作！

陶弘景一部《辅行诀》，是继张仲景《伤寒杂病论》后，又一传承方剂经典《汤液经法》学术思想的旷世之作。它是古老的传统医学精神魂魄所在，虽屡遭厄难，蒙尘千载，却又亡而未亡，喜逢重生。值此国家以发展发扬中医为国策，国际声望日益高涨之时，中医学术的振兴首当其冲。如何摆脱目前中医学术仍是"末法时代"的衰落，和医疗阵地缩小的尴尬处境不无关系。《辅行诀》的再生和研究，近数年已初露锋芒，在校勘、辨伪、整理，注解，药物性能、组方法则、临床应用等方面取得了可喜的成绩。有待业界同仁及社会同好，进一步努力，完成这一历史使命，促进国医的复兴和发展，增强古老国医绚丽的色彩和青春的活力，再创民族文化的灿烂辉煌！

略论《辅行诀五脏用药法要》复兴国医的学术根柢

《辅行诀五脏用药法要》新校正

校正说明

一、据考，《辅行诀五脏用药法要》（下简称为《辅行诀》）为藏经洞卷子本，原署名作者陶弘景，于525～536年之间，在茅山所撰。该书问世后不久陶氏逝世，继因烽火动乱而残，隐藏于其少数弟子之间。致唐代李含光、韦景昭师徒数次奉召整订茅山道经残卷，于745～769年在紫金观整理，后因安史之乱整订未果，形成多层次文本《辅行诀》，宋代被封存于敦煌藏经洞，1900年破封。

二、本次整订力求恢复陶氏原作面貌，符合当时文化背景和原作者学术思想特点，同时考虑唐本中层次较多，包含着陶氏后人使用该书的经验和主治信息，故原《整订稿》为主本，参藏经洞本主治文，以小字注的形式标示，名之曰《〈辅行诀五脏作药法要〉新校正》。

三、卷首图已佚，据原《整订稿》及2018年拙著《〈辅行诀五脏用药法要〉阐幽躬行录》中所绘之三皇图而补，四象图腾化，补入了北斗星宿（图7）。

四、诸补泻方例之药物组成，仍以笔者据考所拟5·8表（草木/金石药五行互含属性表）为准，以原书各类补泻方规律所需校订之。

陶氏在所检录《汤液经法》方后，所增补的金石补泻

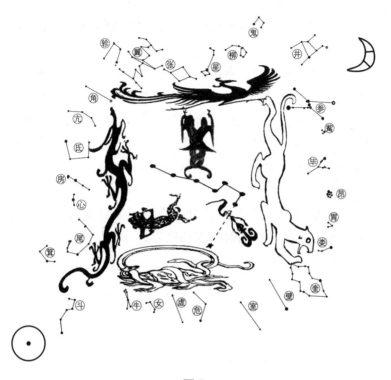

图7

方，用**楷体字**附于检录方相应方剂之后。

　　诸补泻方例药物，均按君、佐臣、监臣、佐使序排定。

　　五、外感天行二旦四神方，其组方规律可依本书中所述。

　　六、诸大小补泻方例用药五行互含规律，仍如前整订稿。

　　其中救劳损大小方中，菜、果、谷、畜类药的使用，诸传抄本无规律可循，乃据《素问·金匮真言论》篇第四、《素问·脏气法时论》篇第二十二、《灵枢·五味》第五十六、《灵枢·五音五味》第六十五诸篇相关内容，参阅其他文献，以陶氏学理为准则抉择而定。五果药的用量，据五行生成数理而定。

七、补泻心方乃据陶氏心兼属土火而论，所用药物的五行互含名位，有所变通者，是根据不同文献，或其功能、形、色、质的特点，或据其所秉特定的天地四时之气而定。由丁该类方剂具兼属土火的特殊性，君臣佐使的用量比例也有所变通（详情请参考《从心属土火论心补泻方再重整的思路》一文）。

八、本说明系校正全文之据。随研究的进展和深入，若有新的资料依据，将随时修改和完善。

隐居曰：凡学道辈，欲求永年，先须祛疾。或有夙痼，或患时恙，一依五脏补泻法例，服药数剂，必使脏气平和，乃可进修内视之道。不尔，五精不续，真一难守，不入真景也。服药祛疾，虽系微事，亦初学之要领也。诸凡杂病，服药汗吐下后，邪气虽平，精气被夺，致令五脏虚疲，当即据证服补汤数剂以补之。不然，时日久旷，或变为损证，则生死转侧耳。谨将五脏虚实证候悉列于左，庶几识别无误焉。

辨肝脏病证文并方

肝虚则恐，实则怒。

肝病者，必两胁下痛。痛引少腹，令人善怒。虚则目䀮䀮无所见，耳有所闻，心澹澹然如人将捕之。气逆则耳聋，颊肿，治之取厥阴、少阳血者。

邪在肝，则两胁中痛，中寒，恶血在内，则胻善瘈，节时肿。取之行间以引胁下，补三里以温胃中，取耳间青脉以去其瘈。

陶云：肝德在散，故经云：以辛补之，酸泻之。肝苦急，急食甘以缓之，适其性而衰之也。

小泻肝汤散

治肝实，两胁下痛，痛引少腹，迫急，干呕者方。

芍药　　枳实(熬)　　生姜(切)各三两

上三味，以水三升，煮取一升，顿服之。不瘥，即重作服之。

呕吐者，加半夏二两，洗；心中悸者，加甘草二两，炙；下利赤白者，加黄芩二两；咳者，加五味子二两；小便不利者，加茯苓二两。

硫黄　　　白矾　　　伏龙肝各三两

大泻肝汤散

治头痛，目赤，时多恚怒，胁下支满而痛，痛连少腹迫急无奈者方。

芍药　　　枳实熬　　　生姜(切)各三两　　甘草
黄芩　　　大黄各一两
上六味，以水五升，煮取二升，温分再服。

硫黄　　　白矾　　　伏龙肝各三两　　石膏
代赭石　　禹粮石各一两

小补肝汤散

治心中恐疑，时多恶梦，气上冲心，越汗出，头目眩晕者方。

桂枝　　　干姜　　　五味子各三两　　薯蓣一两
上四味，以水八升，煮取三升，温服一升，日三服。
心中悸者，加桂枝一两半；冲气盛者，加五味子一两半；头苦眩者，加白术一两半；干呕者去薯蓣加生姜一两半；中满者去薯蓣，心中如饥者，还用薯蓣；少气乏力而目眩者，加薯一两半；胁下坚急者，加牡蛎三两；咳逆头痛者，加细辛一两半；四肢冷，小便难者，加附子一枚。

琅玕　　　雄黄　　　曾青各三两　　云母一两

大补肝汤_散

治肝气虚，其人恐惧不安，气自少腹上冲咽，呃声不止，头目苦眩，不能坐起，汗出心悸，干呕不能食，脉弱而结者方。

治风曾跌仆，内有瘀血，或缘久劳，精气衰少，倦怠无力，常自惊恐，眠息不安，头目眩晕，时多呕吐，此名痹厥者方。

桂枝　　　干姜　　　五味子　　　牡丹皮各三两

薯蓣　　　旋覆花　　　竹叶各一两

上七味，以水一斗，煮取四升，温服一升，日三夜一服。

琅玕　　　雄黄　　　曾青　　　凝水石各三两

云母　　　硝石　　　白垩土各一两

辨心脏病证文并方

心虚则悲不已，实则笑不休。

心病者，必胸内痛，肋下支满，膺背肩胛间痛，两臂内痛；虚则胸腹胁下与腰相引而痛。取其经手少阴、太阳及舌下血者，其变刺郄中血者。

邪在心，则病心中痛，善悲，时眩仆，视有不足而调其输也。

经云：诸邪在心者，皆心胞代受，故证如是。

陶云：心德在耎。故经云：以咸补之，苦泻之；心苦缓，急食酸以收之。

小泻心汤

治心中卒急痛，肋下支满，气逆攻膺背肩胛间，不可饮食，食之反笃者方。

通草　　　淡豆豉　　　升麻各三两

上三味，以水三升，煮取一升，顿服。少顷，得吐瘥，不吐亦得。

大泻心汤

治暴得心腹痛，痛如刀刺，欲吐不吐，欲下不下，心中懊恼，胁背胸膺支满，迫急不可耐者方。

通草　　　　淡豆豉　　　升麻　　　栀子

戎盐各三两　酢六升

上六味，先煮前五味，得三升许，去滓。内戎盐，稍煮待消已，取二升，服一升。当大吐，吐已必自泻下，即瘥。

小补心汤

治胸痹不得卧，心痛彻背，背痛彻心者方。

栝蒌一枚(捣)　牡桂　　　干姜　　　薤白各三两

上四味，以水八升，煮取四升，温服一升，日再服。

大补心汤

治胸痹，心中痞满，气结在胸，时从胁下逆抢心，心痛无奈者方。

栝蒌一枚(捣)　　牡桂　　　干姜　　　白截浆一斗

薤白　　　　　五味子　　半夏(洗去滑)各三两

上七味，煮取四升，每服二升，日再。

心胞气实者，受外邪之动也。则胸胁支满，心中澹澹大动，面赤目黄，善笑不休。虚则血气少，善悲，久不已，发癫仆。

小泻心（心胞）汤散

治心气不定，胸腹支满，心中跳动不安者方。

黄连　　　黄芩　　　大黄各三两

上三味，以麻沸汤三升，渍一食顷，绞去滓，温服一升，日再。

目痛，口舌生疮者，加枳实二两；腹痛，下利脓血者，加干姜二两；气噎者，加生姜二两，切；汗出恶寒者，加附子一枚，炮；呕吐者，加半夏二两，洗去滑。

丹砂　　代赭石　　　禹粮石各三两

大泻心（心胞）汤散

治心中怔忡不安，胸膺痞满，口中苦，舌上生疮，面赤如新妆，或吐血、衄血、下血者方。

黄连　　　黄芩　　　大黄各三两　　枳实

生姜(切)　甘草各一两

上六味，以水五升，煮取二升，温分再服。

丹砂　　代赭石　　　禹粮石各三两　　白矾

伏龙肝　　石膏各一两

小补心（心胞）汤散

治血气少，心中动悸，时悲泣，烦躁汗出，气噎，脉结者方。

牡丹皮　　旋覆花　　竹叶各三两　　萸肉一两

上方四味，以水八升，煮取三升，温服一升，日三服。

怔忡不安，脉结者，倍牡丹皮为六两；咽中介介塞者，加旋覆花一两半；烦热汗出者，加竹叶一两半；心中窒痛者，加萸肉一两半；胸中支满者，去萸肉，加厚朴炙，三两；心中烦热者，去萸肉，加栀子打，三两；脉濡者，仍用萸肉；苦胸中冷而多唾者，加干姜三两。

凝水石　　硝石　　白垩土各三两　　皂矾一两

大补心（心胞）汤散

治心中虚烦，懊恢不安，怔忡如车马惊，饮食无味，干呕气噎，时或多唾，其人脉结而微者方治心虚，气血疲滞，胸中烦满，时噎气出，舌上苔如灰酶，口中气如败卵，多悲泣，如中鬼神，凄然不安者方。

牡丹皮　　旋覆花　　竹叶　　人参各三两

萸肉　　甘草（炙）　　干姜各一两

上方七味，以水一斗，煮取四升，温服一升，日三夜一服。

凝水石　　硝石　　白垩土　　赤石脂各三两

皂矾　　石英　　雄黄各一两

辨脾脏病证文并方

脾实则四肢不用，五脏不安；虚则腹满，飧泻。

脾病者，必身重，苦饥，肉痛，足痿不收，胻善瘈，脚下痛；虚则腹满肠鸣，溏泻，食不化。取其经太阴、阳明、少阴血者。

邪在脾，则肌肉痛。阳气不足则寒中，肠鸣腹痛；阴气不足则善饥，皆调其三里。

陶云脾德在缓，故经云：以甘补之，辛泻之。脾苦湿，急食苦以燥之。

小泻脾汤散

治脾气实，身重不胜，四肢挛急，而足冷者方。

脾气实治，身重不腾，四肢挛急而冷者方。

附子一枚(炮)　生姜(切)　甘草各三两

上三味，以水三升，煮取一升，顿服。

腹中痛者，加芍药二两；咽痛者，加桔梗二两；呕吐者，加半夏二两；胁下偏痛，有寒积者，加大黄二两；食已如饥者，加黄芩二两。

阳起石　　伏龙肝　　石膏各三两

大泻脾汤散

治脾气不行，善饥，食而心下痞，欲利不得，或下利不

《辅行诀五脏用药法要》新校正

止，足痿不收，肢冷脉微者方治脾气不行，善饥而不能食，食而不下，心下痞，胁下支满，四肢拘急者方。

　　附子一枚(炮)　　生姜(切)　　甘草各三两　　黄芩

　　大黄　　　　　枳实(熬)各一两

　　上六味，以水五升，煮取二升，温分再服。

阳起石　　　伏龙肝　　　石膏各三两　　　代赭石

禹粮石　　　白矾各一两

小补脾汤散

治腹中胀满，不能饮食，干呕，吐利，脉微而虚者方治脾气不行，善饥而不能食，食而不下，心下痞，胁下支满，四肢拘急者方。

　　人参　　　甘草(炙)　　干姜各三两　　白术一两

　　上四味，以水八升，煮取三升，温服一升，日三服。

　　腹中痛者，倍人参为六两；气少者，加甘草一两半；腹中寒者，加干姜一两半；渴欲饮食水者，加术一两半；脐上筑筑动者，为肾气动，去术，加桂三两；吐多者，去术加生姜三两；下多者，仍用术；心中悸者，加茯苓三两。

赤石脂　　　石英　　　雄黄各三两　　黄土一两

大补脾汤散

治腹胀大，饮食不化，时自吐利，其人枯瘦如柴，立不可动转，干渴，汗出，气急，脉微而时结者方。

治腹胀大，坚如鼓，腹上青筋出，四肢消瘦，大便如鸭矢，小便如檗汁，口干，气逆，时鼻衄血者方。

人参　　甘草(炙)　　干姜　　麦门冬各三两

白术　　五味子　　旋覆花各一两

上七味，以水一斗，煮取四升，温服一升，日三夜一服。

赤石脂　　石英　　雄黄　　石绿各三两

黄土　　曾青　　硝石各一两

辨肺脏病证文并方

肺虚则鼻息不利，实则喘咳，凭胸仰息。

肺病者，必咳喘逆气，肩息背痛，汗出憎风。虚则胸中痛，少气，不能报息，耳聋咽干。取其经太阴、足太阳、厥阴内血者。

邪在肺，则皮肤痛，发寒热，上气喘，汗出，咳动肩背。取之膺中外输，背第三椎旁，以手按之快然，乃刺之，取缺盆以越之。

陶云肺德在收，故经云：以酸补之，咸泻之。肺苦气上逆，急食辛以散之，开腠理以通气也。

小泻肺汤散

治咳喘上气，胸中迫满，不可卧者方。

葶苈子(熬黑，捣如泥)　　大黄　　枳实各三两

上三味，以水三升，煮取二升，温分再服，喘定止后服。

胸中满者，加厚朴二两；喉中水鸡声者，加射干二两；

食噎者，加干姜二两；喘而汗出者，加麻黄二两；矢气不转者，加甘草二两。

芒硝　　禹粮石　　白矾各三两

大泻肺汤 散

治胸中有痰涎，喘不得卧，大小便闷，身面肿，迫满，欲得气利者方治胸有积饮，咳而不利，喘不能息，鼻齆不闻香臭，口舌干燥，心下痞而时腹中痛者方。

葶苈子(熬黑，捣如泥)　　大黄　　枳实各三两
生姜(切)　　　　　　　甘草　　黄芩各一两
上六味，以水五升，煮取二升，温分再服。

芒硝　　禹粮石　　白矾各三两　　伏龙肝
石膏　　代赭石各一两

小补肺汤 散

治汗出口渴，少气不足息，胸中痛，脉虚者方。
麦门冬　　五味子　　旋覆花各三两　　细辛一两
上四味，以水八升，煮取三升，温服一升，日三服。
口干燥渴者，倍麦门冬为六两；咳逆少气而汗出者，加五味子一两半；咳痰不出，脉结者，加施覆花一两半；胸中苦闷痛者，加细辛一两半；若胸中烦热者，去细辛，加海蛤粉三两；若烦渴者，去细辛，加粳米半升；涎多者，还用细辛；咳逆作呕者，加乌梅三两。

石绿　　曾青　　硝石各三两　　矾石一两

大补肺汤_散

治烦热汗出，少气不足息，口干耳聋，脉虚而驶。

治肺劳喘咳不利，鼻齆，胸中烦熟，心下痞，时吐血出者，此为尸劳。

麦门冬　　　五味子　　　旋覆花　　　地黄_{各三两}

细辛　　　　竹叶　　　甘草_{（炙）各一两}

上七味，以水一斗，煮取四升，温服一升，日三夜一服。

石绿　　　曾青　　　硝石　　　滑石_{各三两}

矾石　　　白垩土　　　石英_{各一两}

辨肾脏病证文并方

肾气虚则厥逆；实则腹满，面色正黑，泾溲不利。

肾病者，必腹大胫肿，身重嗜寝。虚则腰中痛，大腹小腹痛，尻阴股膝挛，胻足皆痛，取其经少阴、太阳血者。

邪在肾，则骨痛，阴痹。阴痹者，按之不得。腹胀腰痛，大便难，肩背项强痛，时眩仆。取之涌泉、昆仑，视有余血者，尽取之。

陶云肾德在坚，故经云：以苦补之，甘泻之。肾苦燥，急食咸以润之，致津液生也。

《辅行诀五脏用药法要》 新校正

小泻肾汤散

治小便赤少，少腹满，时足胫肿者方。

茯苓　　甘草　　　黄芩各三两

上三味，以水三升，煮取一升，顿服。

目下肿如卧蚕者，加猪苓二两；眩冒者加泽泻二两；呕吐者，加半夏二两；大便硬者，加大黄二两；小便不利者，加枳实二两。

乳石　　　石膏　　　代赭石各三两

大泻肾汤散

治小便赤少，时溺血，少腹迫满而痛，腰如折，不可转侧者方。

茯苓　　甘草　　　黄芩各三两　　大黄

枳实　　　生姜(切)各一两

上方六味，以水五升，煮取二升，温分再服。

乳石　　　石膏　　　代赭石各三两　　禹粮石

白矾　　　伏龙肝各一两

小补肾汤散

治虚劳失精，骨蒸腰痛羸瘦，脉驶者方。

治肾虚，小便遗失，或多余沥，或梦中交媾，遗精不禁，骨痿无力，四肢清冷者方。

地黄　　　竹叶　　　甘草(炙)各三两　　泽泻一两

上四味，以水八升，煮取三升，温服一升，日三服。

苦遗精者，易生地黄为熟地黄，倍其量为六两；烦热气逆欲作风痉者，加竹叶一两半；小便短涩，茎中痛者，加甘草一两半；少腹膨胀者，加泽泻一两半；大便见血者，去泽泻，加伏龙肝如鸡子大；失溺不禁及失精者，去泽泻，加萸肉三两；小便不利者，仍用泽泻；足胫清冷者，加附子一枚，炮。

滑石　　白垩土　　石英各三两　　磁石一两

大补肾汤散

治精气虚少，腰痛骨痿，不可行走，虚热冲逆，头晕目眩，小便不利，脉软而驶者方治小便浑浊，时有余沥，或失便不禁，腰痛不可转侧，两腿无力，不能行走，此为骨痿。

地黄　　竹叶　　甘草(炙)　　桂枝各三两
泽泻　　干姜　　五味子各一两

上七味，以长流水一斗，煮取四升，温服一升，日三夜一服。

滑石　　白垩土　　石英　　琅玕各三两
磁石　　雄黄　　曾青各一两

此篇所列大泻汤散法，悉是小方加母脏泻方之佐、监臣，及子脏泻方之监臣各一两；大补汤散法，悉是小方加下方君臣者，上四味俱作三两，余三味俱作一两。所加均为益以其生，即制其所克，助以母气者。如《难经》之义，"母能令子虚""子能令母实"也。

又有泻方五首，以救诸病误治，
致生变乱者也

救误小泻肝汤_散

治用吐法后。其人气血壅阻，腹痛烦满，痈肿成脓者方（据《金匮要略》文补）。

芍药　　枳实各三两

上方二味，以水五升，煮取二升，温分再服。

硫黄　　白矾各三两

救误大泻肝汤_散

救误用吐法。其人神气素虚，有痰澼发动，呕吐不止，惊烦不宁者方。

芍药　　枳实（熬）　　牡丹皮　　旋覆花

竹叶各三两

上方五味，以水七升，煮取三升，温分再服。

心中懊恢者，加豉一分，易竹叶为竹茹三两；言语善忘者，加杏仁三两。

硫黄　　白矾　　凝水石　　硝石

白垩土各三两

救误小泻心汤散

治用清下法后，邪气内陷，烦热痞满，腹痛下利者方（据《神农本草经集注》补）。

黄连　　黄芩各三两

上方二味，以水五升，煮取二升，温分再服。

丹砂　　代赭石各三两

救误大泻心汤散

救误用清下。其人阳气素实，外邪乘虚陷入，致心下痞满，食不下，利反不止，雷鸣腹痛者方。

黄连　　黄芩　　人参　　甘草(炙)

干姜各三两

上方五味，以水七升，煮取三升，温分再服。

呕甚者，加半夏一分，易干姜为生姜三两；下多腹痛者，加大枣十二枚，擘。

丹砂　　代赭石　　赤石脂　　石英

雄黄各三两

救误小泻脾汤散

治用冷寒法，致生痰澼，饮食不化，胸满短气，呕沫头痛者方（据《外台秘要》引《古今录验》补）。

附子三枚(炮)　　生姜三两(切)

上方二味，以水五升，煮取二升，温分再服。

阳起石　　　伏龙肝各三两

救误大泻脾汤_散

救误用冷寒。其人阴气素实，卫气不通，致腹中滞胀，
反寒不已者方救误服过冷药，其人卫阳不行，致腹中满胀，气从内逆，
时咽中呛，睡寒不已。

附子_(炮)　　生姜　　　麦门冬　　　五味子
旋覆花各三两
上方五味，以水七升，煮取三升，温分再服。

如人行十里时，若痰吐不利者，易旋覆花为款冬花三两；喘者杏仁
仁一分。

阳起石　　　伏龙肝　　　石绿　　　曾青
硝石各三两

救误小泻肺汤_散

治用火法后，邪气结闷气分，面目浮肿，黄疸，鼻塞上
气者方（据《神农本草经》《外台秘要》引《千金方》补）。

葶苈子_(熬黑，捣如泥)　　大黄各三两
上二味，以水五升，煮取二升，温分再服。

芒硝　　　禹粮石各三两

救误大泻肺汤_散

救误用火法，其人血素燥，致令神识迷妄如痴，吐血衄
血，胸中烦满，气短急，小便反数赤者方救误用火法，其人津

液素少，血燥致生肺痿，胸中痞而气短者方。

葶苈子(熬黑，捣如泥)　大黄　　生地黄　　竹叶

甘草(炙)各三两

上五味，以水七升，煮取三升，温分再服。

少腹急者，加栗子仁十一枚，茎中痛者，易甘草为白茅根三两。

芒硝　　禹粮石　　滑石　　白垩土

救误小泻肾汤散

治用汗法后，口渴，小便不利者方（据张大昌《处方正范》遗稿补）。

茯苓　　甘草各三两

上二味，以水五升，煮取二升，温分再服。

乳石　　石膏各三两

救误大泻肾汤散

救误用汗法。其人阳气素虚，致令阴气逆升，心中悸动不安，冒，汗出不止者方救误用汗法，其人血气素虚，冲气盛，致令其人心中悸动不安，汗出头眩，苦呕逆，不能饮食，或四肢逆冷，腹中痛者方。

茯苓　　甘草　　桂枝　　干姜

五味子各三两

上方五味，以水七升，煮取三升，温分再服。

腹中痛者，易五味子为芍药三两；奔豚者，加李仁三两。

乳石　　石膏　　琅玕　　雄黄

曾青各三两

此篇所列大泻汤_散法，上二味是本君臣，即小方，下三味为其所生之补方，俱作三两。此所谓邪实则正虚之义，泻实则补之也。

救诸劳损病方

陶云：经方有救诸劳损病方，亦有五首，然综观其要义，盖不外虚候方加减而已。录出以备修真之辅，拯人之危也。其方意深妙，非俗浅所识。缘诸损候，脏气互乘，虚实杂错，药味寒热并行，补泻相参，先圣遗奥，出人意表。汉晋以还，诸名医辈，张机、卫汜、华元化、吴普、皇甫玄晏、支法师、葛稚川、范将军等，皆当代名贤，咸师式此《汤液经法》，愍救疾苦，造福含灵。其间增减，虽各擅其异，似乱旧经，而其旨趣，仍方圆之于规矩也。

治疗劳损之方，乃起死之秘药，谨当择用之。

小养生补肝汤_散

治肝虚，筋痿，腹中坚澼，大便闭塞者方_{治虚劳，腹中坚澼，便闭不行方。}

麦门冬_{三两}　葶苈子_{六两（熬黑，捣如泥）}　　干姜_{三两}　葱叶_{十四茎（切）}

桃奴_{十四枚}

上五味，先以水七升，煮取三升，去滓，倾入麻油一升，再上火，乘热急以桑枝五枚，各长尺许，不停手搅令相得，取汤四升许，温服一升，日三夜一服。

石绿三两　　芒硝六两　　雄黄三两

小调神补心汤散

治心虚，脉弱，神识荒惚，烦躁不宁者方治虚劳烦悸，疼痛彻背，惙惙气短，时吐衄点，心神迷妄者方。

生地三两(切)　　茯苓六两　　旋覆花三两　　藿三两

栗仁十一枚(捣碎)

上五味，以水六升，煮取三升，去滓，次内麦酒二升，煮取四升，温服一升，日三夜一服。

滑石三两　　乳石六两　　硝石三两

小建中补脾汤散

治脾虚，肉极，羸瘦如柴，腹拘急痛，四肢无力者方。

桂心三两　　芍药六两　　甘草三两(炙)　　生姜二两

大枣十五枚(去核)

上五味，以水七升，煮取三升，去滓，内黄饴一升，更上火令烊已，温服一升，日三夜一服。

琅玕三两　　硫黄六两　　石英三两

小凝息补肺汤散

治肺虚，气极，烦热汗出，鼻中干燥，时咳血出者方治胸中烦热，汗出气乏，不能报息者方。

牡丹皮三两　　黄连六两　　五味子三两　　韭三两(切)

李八枚(去核)

上五味，以白骹浆七升，煮取四升，温服一升，日三夜一服。

凝水石三两　　丹砂六两　　曾青三两

小固元补肾汤散

治肾虚，精亟，遗精失溺，气乏无力，不可动转，或时有下血者方腹中时痛，下利不止者方。

人参三两　　附子二大枚（炮）　　竹叶三两　　薤白三两

苦杏七枚（去核擘）

上五味，以井泉水四升，合苦酒三升，煮取四升，温服一升，日三夜一服。

赤石脂三两　　阳起石六两　　白垩土三两

此篇所列诸劳损补法所治，皆虚中夹实，所谓正虚则生邪实也。五行以土为本，制以所官之主，承以所生之同，其道备矣。所官之泻主作六两，补之主及所生之同，俱作三两。此皆建中意，如建中可治挛急，所缓肝急也。

陶云：经云毒药攻邪，五菜为充，五果为助，五谷为养，五畜为益。尔乃大汤之设。今所录者，皆小汤耳。

若欲作大汤散者，补肝汤内加鸡肝，补心加豕心，补脾加牛脾，补肺加犬肺，补肾加羊肾各六两，即成也。

陶隐居云：依《神农本经》及《桐君采药录》，上中下三品之药，凡三百六十五味，以应周天之度，四时八节之气。商有圣相伊尹，撰《汤液经法》三卷，为方亦三百六十五首。上品上药，为服食补益方，百二十首；中品中药，为疗疾祛邪之方，亦百二十首；下品毒药，为杀虫辟邪痈疽等方，亦百二十五首。凡共三百六十五首也，实万代医家之规范，苍生护命之大宝也。今检录常情需用者六十一首，备山中预防灾疾之用耳。

《汤液》药本五味，味同者功有殊，亦本《采录》形色。味、形者，禀天地之气化成，皆以五行为类，又各含五行也（上四十字，藏经洞卷子传抄本空缺，为笔者据文义所补）。检用诸药之要者，可默契经方之旨焉。经云：在天成象，在地成形。天有五气，化生五味，五味之变，不可胜数。今者约列二十五种，以明五行互含之迹，变化之用。如下：

味辛皆属木，桂、琅玕为之主。生姜、伏龙肝为火，附子、阳起石为土，细辛、矾石为金，干姜、雄黄为水。

味咸皆属火，丹皮、凝水石为之主。大黄、禹粮石为土，葶苈子、芒硝为金，泽泻、磁石为水，旋覆花、硝石为木。

味甘皆属土，人参、赤石脂为之主。甘草、石膏为金，茯苓、乳石为水，薯蓣、云母为木，甘草炙、石英为火。

味酸皆属金，麦门冬、石绿为之主。枳实、白矾为水，芍药、硫黄为木，萸肉、皂矾为火，五味子、曾青为土。

味苦皆属水，地黄、滑石为之主。黄芩、代赭石为木，黄连、丹砂为火，术、黄土为土，竹叶、白垩土为金。

此二十五味，为诸药之精，多疗五脏六腑内损诸病，学者当深契焉。

又有药十三种，宜明其五行互含之事，以备心病方之用。如下：

通草为木中土，又为木中水；淡豆豉为木中火，又为水中木；升麻为土中金，又为土中火；栀子为水中木，又为水中火；戎盐为火中土；酢为金中水；栝楼为土中土，牡桂为土中火；干姜为木中水；薤白为水中土，又为水中金；白蔹浆为金中金，又为金中火；五味子为金中土，又为火中木；半夏为火中木，又为火中火。

经云：主于补泻者为君，数量同于君而非主故为臣，从于佐监者

陶隐居曰：此图（作者注：即图8）乃《汤液经法》尽要之妙，学者能谙于此，医道毕矣。

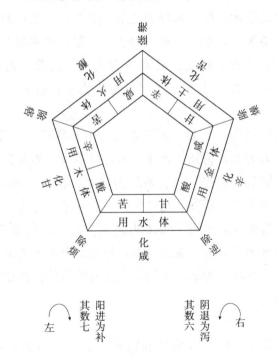

图 8

弘景曰：外感天行，经方之治，有二旦、四神大小等汤。昔南阳张机，依此诸方，撰为《伤寒论》一部，疗治明悉，后学奉之。山林僻居，仓卒难防，外感之疾，日数传变，生死往往在三五日间，岂可疏忽！若能深明此数方者，则庶无蹈险之虞也。今亦录而识之。

小阳旦汤

治天行发热，自汗出而恶风，鼻鸣干呕者方。

桂枝三两　芍药三两　生姜二两（切）　甘草二两（炙）
大枣十二枚

上五味，以水七升，煮取三升，温服一升。服已，即啜热粥饭一器，以助药力。稍令汗出，不可大汗流漓，汗之则病不除也。若不汗出可随服之，取瘥止。日三服。若加饴一升，为正阳旦汤也。

小阴旦汤

治天行身热，汗出，头目痛，腹中痛，干呕，下利者方。

黄芩三两　芍药三两　生姜二两（切）　甘草二两（炙）
大枣十二枚

上五味，以水七升，煮取三升，温服一升，日三服。服汤已，如人行三四里时，令病者啜白酨浆一器，以助药力。身热去，自愈也。

大阳旦汤

治凡病汗出不止，气息惙惙，身劳力怯，恶风凉，腹中拘急，不欲饮食，皆宜此方。若脉虚大者，为更切证也。

黄芪五两　　　人参　　　桂枝　　　生姜各三两

甘草二两(炙)　芍药六两　大枣十二枚　饴一升

上七味，以水一斗，煮取四升，去滓。内饴，更上火，令烊已。每服一升，日三夜一服。

大阴旦汤

治凡病头目眩晕，咽中干，喜干呕，食不下，心中烦满，胸胁支痛，往来寒热者方。

柴胡八两　　　人参　　　黄芩　　　生姜(切)各三两

甘草二两(炙)　芍药四两　大枣十二枚　半夏一升(洗)

上八味，以水一斗二升，煮取六升，去滓，重上火，缓缓煎之，取得三升，温服一升，日三服。

小青龙汤

治天行发热，恶寒，汗不出而喘，身疼痛，脉紧者方。

麻黄三两　杏仁半升(熬，打)　桂枝二两　甘草一两半(炙)

上方四味，以水七升，先煮麻黄，减二升，掠去上沫，次内诸药，煮取三升，去滓，温服八合。必令汗出彻身，不然，恐邪不尽散也。

大青龙汤

治天行病，表不解，心下有水气，干呕，发热而喘咳不已者方。

麻黄（去节）　　细辛　　　　芍药　　　　甘草（炙）

桂枝各三两　　五味子半升　半夏半升　干姜三两

上八味，以水一斗，先煮麻黄，减二升，掠去上沫。内诸药，煮取三升，去滓，温服一升，日三服。

小白虎汤

治天行热病，大汗出不止，口舌干燥，饮水数升不已，脉洪大者方。

石膏如鸡子大（绵裹，打）　　知母六两

甘草二两（炙）　　　　　　粳米六合

上四味，先以水一斗，熬粳米，熟讫，去米，内诸药，煮取六升，温服二升，日三服。

大白虎汤

治天行热病，心中烦热，时自汗出，口舌干燥，渴欲饮水，时呷嗽不已，久不解者方。

石膏如鸡子大（一枚，打）　麦门冬半升　甘草二两（炙）

粳米六合　　　　　　　　半夏半升　　生姜二两（切）

竹叶三大握

上方七味，以水一斗二升，先煮粳米，熟讫，去米，内诸药，煮至六升，去滓，温服二升，日三服。

小朱鸟汤

治天行热病，心气不足，内生烦热，坐卧不安，时下利纯血，如鸡鸭肝者方。

鸡子黄二枚　　阿胶三锭　　黄连四两　　黄芩

芍药各二两

上五味，以水六升，先煮连、芩、芍三物，取三升，去滓，内胶，更上火，令烊尽，取下待小冷，下鸡子黄，搅令相得。温服七合，日三服。

大朱鸟汤

治天行热病，重下，恶毒痢，痢下纯血，日数十行，羸瘦如柴，腹中绞急，痛如刀刺者方。

鸡子黄二枚　　阿胶三锭　　黄连四两　　黄芩

芍药各二两　　人参三两　　干姜二两

上药七味，以水一斗，先煮连、芩、芍、参、姜，得四升讫，内醇苦酒二升，再煮至四升讫，去滓。次内胶于内，更上火，令烊，取下，待小冷，内鸡子黄，搅令相得，温服一升，日三夜一服。

小玄武汤

治天行病，肾气不足，内生虚寒，小便不利，腹中痛，四肢冷者方。

茯苓三两　　芍药三两　　术二两　　干姜三两

附子一枚(炮，去皮)

上五味，以水八升，煮取三升，去滓，温服七合，日三服。

大玄武汤

治肾气虚疲，少腹中冷，腰背沉重，四肢清冷，小便不利，大便鸭溏，日十余行，气惙力弱者方。

茯苓三两　　术二两　　　附子一枚(炮)　芍药二两

干姜二两　　人参二两　　甘草二两(炙)

上七味，以水一斗，煮取四升，温服一升，日三夜一服。

弘景曰：阳旦者，升阳之方，以黄芪为主；阴旦者，扶阴之方，以柴胡为主；青龙者，宣发之方，以麻黄为主；白虎者，收重之方，以石膏为主；朱鸟者，清滋之方，以鸡子黄为主；玄武者，温渗之方，以附子为主。此六方者，为六合之正精，升降阴阳，交互金木，既济水火，乃神明之剂也。张机撰《伤寒论》，避道家之称，故其方皆非正名也，但以某药名之，以推主为识耳。

陶隐居云：中恶卒死者，皆脏气被壅，致令内外隔绝所致也。神仙有开五窍以救卒死中恶之方五首，录如下。

点眼以通肝气

治跌仆，臀腰挫闪，气血着滞，作痛一处，不可欠伸、动转者方。

矾石(烧赤，取冷，研为细粉)

每用少许，以酢蘸，点目大眦，痛在左则点右眦，痛在右点左眦，当大痒，若泪大出则愈。

着舌以通心气

治中恶，急心痛，手足逆冷者，顷刻可杀人。看其人唇舌青紫，指甲青冷者是。

硝石五钱匕　　雄黄一钱匕

共为极细末。启病者舌，着散一匕于舌下，少时即定。若有涎出，令病者随涎咽下，必愈。

启咽以通脾气

治过食难化之物，或异品有毒，宿积不消，毒势攻注，心腹痛如刀搅者方。

赤小豆　　　瓜蒂各等分

共为散，每用咸豉半升，以水二升，煮取一升，去滓。内散一匕，顿服，少顷当大吐，则差。

启咽方：救误食诸毒，及生冷硬物，宿积不消，心中痛疼者方。

赤小豆　　　瓜蒂各等分

为散讫，加盐豉少许，共捣为丸。以竹箸启齿，温水送入口中，得大吐即愈。

吹鼻以通肺气

治诸凡卒死，息闭不通者，皆可用此法活之。

皂角（刮去皮弦，用净肉，火上炙燥）如杏核大一块　细辛根等分

共为极细末。每用苇管吹鼻中少许，得嚏则活也。

灌耳以通肾气

救饮水过，小便闭塞，涓滴不通者方。

烧汤一斗，入戎盐一升，葱白十五茎，莫令葱太热。勺
汤指试不太热，即灌耳中。令病者侧卧，下以盆着汤，承耳
下熏之，少时小便通，立愈。

熨耳以通心气：治梦魇不寤者方。

烧热汤二升，入戎盐七合，令烊化已，切葱白十五茎，
内汤内。视汤再沸，即将葱取出，捣如泥，以麻布包之，熨
病者两耳，令葱气入耳，病者即寤也。

上五方，乃神仙救急之道。若六畜病者，可倍用之。

附　拟补心兼属土火金石
补泻方四首

小泻心散：铁落　石胆　石蜜各三两

大泻心散：铁落　石胆　石蜜　朴硝

　　　　　　戎盐　矾石各三两

小补心散：海蛤　理石　雄黄　姜石各三两

大补心散：海蛤　理石　雄黄　硇砂

　　　　　姜石　曾青　卤碱各三两

附　从火论心草木金石
小补泻汤_散四首

小泻心汤_散：

栀子　　淡豆豉　　戎盐(玄参)各三两

朴硝　　石胆　　戎盐各三两

小补心汤_散：

半夏(洗，去滑)　五味子(捣碎)　薤白各三两　白截浆八升

卤碱　　曾青　　姜石　　硇砂各三两

跋　　一

　　本书是在天人合一、阴阳五行合流学术思想的指导下，考察两汉五行学说的五德始终、正朔文化、古今尚书论争和校书中，与国医经典《汤液经法》形成和发展兴衰轨迹的史料，可以认为《汤液经法》系仓公得传于战国后期生人公孙阳庆，再传冯信，当时之书并无书名，因仓公"提萦救父案"，其审案记录被收入《史记》。之后由刘歆父子及李柱国校书，于王莽称帝前一年，由李柱国（刘歆）命名为《汤液经法》收入《七略》《别录》，东汉被载入《汉书》并指明为用药物气味组织方剂解除病证之方书，非是生理、病因、病理为基础而形成者。

　　由于东汉"心者君主之官"的主张，使西汉水、土为君的德治理念隐晦不显，刘秀建东汉，重心为君主之官，使西汉水、土为君置于海昧无闻；而且由于王莽建新朝的理由之一，是效法伊尹放太甲之举，因此更会严加控制《汤液经法》的影响而对其只字不提，造成长期默默无闻而不见书载。

　　伊尹作《汤液》之初，即说明了其中"调和之事，……必先甘酸苦辛咸，先后多少其齐甚微，皆有自起。鼎中之变，精妙微纤，口弗能言，志不能喻，若射御之微，阴阳之化，四时之数……"有精深的药学方剂学的制作宗旨。《汉书》中也明确提出了"经方者，本草石之寒温，量疾病之深浅，假药味之滋，因气之宜，辨五苦六辛，至水火之齐，以通闭解结，反之于平"的经方定义。

张仲景生活时代的张角起义、荆州学派、张鲁道政合一治理汉中等道家思想，对其著作和医疗作风影响较大，为运用和实践经方方剂治疗疫疠的大师，但是却略于药物的四时气味和其他理论，偏离和违背了伊尹《汤液经》之宗旨和《汉书》的意向，使后世研究经方的方法风气有所脱轨。在脉学方面，可能是仲景（或王叔和）传承了仓公冯信之外的其他弟子的黄帝、扁鹊脉学，补入到其著作中，是对《汤液》的临床有所帮助之事，丰富了经方的诊疗技术，有一定的进步意义。

陶弘景上承魏伯阳《周易参同契》四季体用与"神""化"的理念，在《素问·脏气法时论》五味苦欲补泻基础上，开创五行五味互含和四气五味组方法则，以合化和不合化及寒热温凉四气，推出阴阳气机交互的三大组方模式，为研究经方做出了巨大贡献。之后原卷残损，唐代陶氏茅山学派宗师李含光、韦景昭师徒，数次奉诏整理陶氏茅山残损经卷，因安史之乱整定未果，而将多次整订成果并存，以多层次文本的形式保留下来，致宋代封藏于敦煌近千年之久。

本书的另一特点为古代天文气象学内容较多。因为《辅行诀五脏用药法要》（下简称《辅行诀》）为陶氏总结《汤液》组方用药法则之著，全书前半部分为五脏补泻方，其中五脏补泻、救误泻方，虚劳补方的组方用药，现传承抄本中，已表述无余，而且前此诸版本论述亦较详细，无需重复。而有关外感天行病二旦四神方部分，原文论述极少，仅有金木交互、水火既济、升降阴阳三大原则，和各类方剂的主药，其他情况则属空白。本次写作，正是为属外感天行之疫疠而作，其组方自然与疗天行疫疠用药性能相关的天文气象密切，天文气象与其药理和病理均密切相关。

首先要说明，此二旦四神方用的二个观象授时体系，一是北斗体系，二是二十八宿体系，前者用于二旦方的组方用药，后者用于四象二十八宿星组方，二者有分有合等，前者多是后者七政中之日、月、土宿星之类。

本书中二旦四神方的组方，有其共同之处，一是诸方均是本着药物的寒热温凉四气性能，以胜任所治病证邪气者为主药，如以热治寒，以清滋治热燥。二是笔者提出了各方剂均宜配用芬香药物的说法。因为疫疠为五行之气交失常而运行郁塞日久（有三年化疫之说），腐化恶秽之毒所至，故宜用芳香化浊除秽臭防腐败以解毒。

北斗系统是元气学说的起源，它与太极元气学说同源于《周易》，是其中后天八卦"帝出乎震"一节的天文学根据，它们完全可以对应看待，故用它作为二旦方的组方法则，与"太极元气，涵三育一"的法则和"太极生两仪，两仪生四象'的生成论密切相合。因此二旦大方的组成，由炙甘草、生姜、白芍组成既不属阴又不属阳的混元汤。在此汤基础上加入大枣，成为偶数之二旦方之方根。方根分别加入桂枝和黄芩则分别为小阳旦和小阴旦汤。小阳旦加可作统帅之黄芪，加桂枝任将军，另加人参加以充左辅右弼，饴糖充任后勤兵，共八味，以应上古九星（人参以一代二）之数。阴旦方根中加柴胡为帅，黄芩为将，苦酒为后勤兵，如大阳旦。此即二旦大小方的组织制度。大方中黄芪和柴胡只可称帅而不可称君或主，因为帝为君为主，混元三味合而始可称之。

阴阳二旦大汤用药各八种，正合八卦之数，分别与阴阳对应，正是后天八卦在一年中各时位上，每味药的阴阳多少等动态情况。

二十八宿系统是把四象分为金木是一对阴阳，象征地球自转，日月往来和昼夜交替；水火为一对阴阳，象征地球围太阳公转一周，为一年的寒暑易季。其中青龙白虎对应春肝和秋肺，朱鸟玄武对应夏火和冬水。但是夏火后一个半月，为阳极阴生之时，其气为湿热俱盛相兼的暑（即长夏）季节，阴湿阳热兼平，故称长夏属土，乃阴气初升之时而称阴土，有万物长养之象，而有火土同治之论；冬水季中后一个半月为阳气初升之时，具有寒燥（湿藏则燥，天寒则地坼）俱盛的季节，因气寒燥俱盛为阴阳不测，故属土，时值一阳初生而称之为阳土，它有龟蛇相交之象和水土合德之论。

青龙与白虎两剂，分别以麻黄苦温和石膏重镇甘寒为主药。青龙大汤加肝木用味桂枝、干姜、细辛、半夏和肝之化味脾之用味甘草，再加入肺金之用味五味子、白芍。已具金木交互，辛酸化甘之格局；大白虎汤中加入肺金用味麦冬，和具金性之苦味竹叶（水中金，在此突出其金性下沉以降火气），加入生姜、粳米肝之用味、肺之化味辛，再加入半夏补肺体之气的咸（兼）味，及脾土用味炙甘草，可谓已具有金木交互，咸酸化辛之格局（只余一脾之用味炙甘草）。可见青龙白虎两剂的组方原则具有金木交互的特点

朱鸟汤与玄武汤为水火既济之剂，它们分别经清滋味咸之鸡子黄和温热之附子为主。但却是通过脾土既与心火同治又与肾水合德的特殊参与始克完成的。

朱鸟汤中加味咸之阿胶，与主药两咸为心火之用味，加心火之体味黄连和黄芩合化而成苦酒之酸，加入脾土之体味干姜和用味人参，已具火土同治之格局，似与肾无关。但肾之用味为苦，甘味为体味，咸为化味，则上方完全可以肾水

之苦甘化咸解，而且也可以水土合德释。玄武汤主药中加脾用味茯苓、炙甘草、人参三甘，与脾之体味附子辛化合脾土之化味白术之苦，已具脾土合化之格局，则可崇脾土之渗利以治水；如以白术之苦视为肾之用味，加茯苓、人参、炙甘草三甘亦有调肾利水之功，虽无肾之化味咸，亦具水土合德之势。如此看来方中白芍似是冗品，但其宣畅而酸收之双向性，既可防附子之阳气浮越，又可助苓、术之渗利，乃不可缺少之佐品。

本书另一方面的内容为，现代国医学术衰退和反国医思潮起伏不断的根本原因，在于学术层面存有两个问题。一是国医理论经典奠基时期，阴阳五行合流过程中出现的火土同治、水土合德理念，及五德始终说的尚德问题，因政治背景而没有完善处理，对其天文气象学根据和历法没彻底强调夯实，甚至有所回避，形成逻辑思维短路，造成五行不言尚土和水德，以"心火为君主之官"独治天下的说教流传至今。

同时《汤液经法》第一传承人张仲景重视外感天行病的临床实践，而略于药物及其他理论，对先秦儒、道医哲学术理论，没得到很好的继承和传承，致后世医家研究经方的方法，多从其生理、病因或病理为主要方面，忘却了〈汤液〉之宗旨，偏离了研究方向。后虽有《辅行诀》问世，却因历史的原因始终未风行于世，造成张仲景独自支撑经方大厦数千年的情况。因之也加重了经方学术理论的长期断层。

在此笔者并非否认病机病因等研究方法的作用，只是按原著宗旨研究的学者太少。其实药物研究〈汤液〉的方法，最终也会触及病机病理等问题。

第二个原因是近百年来，新文化运动的影响，使古老的国医理论受到极大的冲击。新文化运动对历史进步的意义不可否认，但其对古文化的全盘否定，对国医理论的毁灭和影响，也是巨大的和不可弥补的。尤其对五行学说的攻击，更为猛烈和持久，至今"存阴阳、废五行""五行是封闭式的机械循环论""废医存药"的观点依然存在，我们对此不能轻视和麻木不仁。

根据上述情况，我们应进一步认识《辅行诀》是国医史上的红楼梦；是医药学术的金字塔；是穿越时空的医典，是复兴中医学术的根柢；倡议学界志士，团结起来，学好《辅行诀》，用好《辅行诀》，弘扬光大《辅行诀》，把经方用药法则统一到《辅行诀》中来，使多灾多难、饱受催残的国医，在学术层面达到三个统一：

一是达到内伤杂病与外感天行病在辨治组方上的统筹融合。这方面有多数国医学者，都不乏成功的案例和精湛的理论，较易实现。

二是达到伤寒和温病两大学派的融会贯通。这个问题由来已久，根深蒂固，且陈陈相因，积重难返。但是只要我们理解了淫邪六气化五，五气化三，三气化二的关系，而且二邪即寒热和燥湿二类，其中由于水的三态变化与温度有直接关系，故燥湿又从属于寒热，则六邪之核心，实际上只是一温度问题。《汤液经法》在《汉书》的定义中为"本草石之寒温"，"辨五苦六辛，致水火之齐"，明确地说出了它是本着草石之药的寒温区别，辨别其五味所属，制作成水、火两类汤剂。笔者认为此草石之药的寒温之气，是针对病证的寒温适宜选择的。把选择的寒温两类药物，做成治疗寒病和温病不同的汤剂。换言之，《汤液经法》中的制剂即是治寒的火热剂和治寒凉的水寒剂。水火两剂是《汤液》中重要两类方剂基础。其他则是从此发展或变化而来。

辨别外感天行寒热两类病证后，再据所患与它邪的兼挟多少、先后而采取其他相应措施。其中必定要掌握其他病邪的特点而变化调剂。经方中寒温两剂是最重要的方剂。所以寒温两剂是最常用的普及变化最多的方剂。另外本书中还发表了笔者的气血津液辨证方法。因为不论内伤或外感病，最后病邪一定会影响到患者气血津液的运行状态上来，因此无论是内伤或外感，无论是感受何种病邪，都可对人体气血津液的变化而发生作用，并且不同的感病也会有不同的感受和证状。这是我对寒温两个学派的融合统一有所信心和希望的根据。

当然，其中最关键的问题是，寒温二者互不相容的问题，我们所谓的融会贯通，并非把其对立的方面拢在一起，而是把各自的特性明朗起来，达到治温病即精于伤寒，治伤寒者即精于温病，寒温变化同体者，能够掌握尺度，随机施治。

三是经方制剂组方法则的统一。经方的组方现状，目前情况混乱之极。当然有前述经典奠基时造成的理论思维短路，和经方组方理论传承断层的原因。只要我们认真分析，看清当今天时地利和人心所向的有利条件，统一国医组方法则，实现国医的伟大复兴是必然能实现的目的。

经方传承经典《辅行诀》破封百余年来，虽然历经磨难得以再次重生，又在"质疑声中"渡过了四十年，值得庆幸的是，最后终于弄清了是是非非，并已收入省级非物质文化遗产名录，在学术界崭露头角。这次出版的小册子，也把它的内容转进疫疠辨治上来。同时还附录了最近整订的《〈辅行诀〉新校正稿》。

在国医学术仍处低谷，自身发展举步维艰的时期，祖国医学这一伟大的火凤凰，已充满自焚以求再生的悲痛，相信我们英雄的中华民族，相信英明的党政领导和各界仁人志士，能够团结一致，众志成城，自信、自强、自立，再接再厉，前仆后继，为开通历史遭遇所形成的经典逻辑思维短路，填补医理技能的时代传承断层和空白，为国医学术的繁荣和复兴，声嘶力竭的呐喊！为国家和民族的尊严和富丽，坚持不懈的努力！试看当代再生的火凤凰，必是"五彩辉光展翅飞"的福祥灵瑞！！！

本书即将付梓，但笔者仍颇感内容零乱，谨作简略条理如上述，以飨诸读者，谓之跋。

衣之镖

时在庚子巧月朏日书于续薪斋

跋　二

《辅行诀五脏用药法要》学术体系钩玄

总　述

战国末，稷下学宫道家学者邹衍倡阴阳五行合流以来，邹氏曾著有医药养生之书《重道延命方》，国医学术理应当是受到他较大的影响，秦汉时期该学已成主流，尤其是五行学说变化更大。同时《鹖冠子》一书中已明确提出了元气理论（该书曾长期被人误为伪书，直至汉马王堆出土文物后才证实了该书非伪），其对元气学说的形成和发展肯定到了一定的作用。

阴阳五行和元气学说都与天文气象学相关，是《周易》仰观天文，俯察地理，八卦象数的理念，因在医药活动的各个环节，都充满了阴阳五行合流、元气学说和天文气象学说，对秦汉时期国医典籍的内容起着主导作用。

阴阳五行合流在《素问·阴阳应象大论》的表述谓："故曰：天地者，万物之上下也。阴阳者，血气之男女也。左右者，阴阳之道路也。水火者，阴阳之征兆也。阴阳者，万物之能始也。"《素问·天元纪大论》与此段文字有异，以"金木者，生成之终始也。"代"阴阳者，万物之能始"，无"阴阳者，血气之男女"一句。《素问·天元纪大论》系王冰补经运气七篇之首，较《素问·阴阳应象大论》晚，其文可能系据前者之误笔校订而成，且"金木者，生成之终始"较"阴阳者，血气之男女"更合阴阳五行合流之情理，同时金木也是对其前所称之左右的代称，如左青龙为木，右白虎为金之意。

笔者认为此段之上下所指为五行之中土，它为四方之集散点，上为天，下为地。是在讨论阴阳和五行融合为一时，对中土的称谓。但是其中也赋予了另一含义，即此土之气机，已分上升和下降，不属五行却有上下分统木火和金水，两个半年阴阳属性之殊权。实际上是也把中土分为阴阳二土，与左木右金为一对阴阳，火南水北为一对阴阳，成为五行三对阴阳的阴阳五行融合的模式。

肝象春木，主生发，性条达，主温宣升散；位于东，近水湿，性曲直；多柔湿；病多郁结，治用疏散，药用轻宣香辛。而肺象秋金，主老成凋亡，性坚刚，主凉降收敛；位在西，地亢燥，性清肃，多刚燥；病多散脱，治用收敛潜降，药用重镇酸收。二者在各个方面对立而统一，相反相成，相互制约，相互依存，是一对阴阳。

心象夏火，主长养，性惮散，主温热俱盛；位于南，气大热，病多坚燥，治用清滋润燥，药用咸软苦寒。肾象冬水，主收藏，性坚闭，主寒凝冰伏；位于北，气大寒，病多寒极似土冰坼之燥，治用温渗固肾。二者在各方面对立统一，相反相成，相互制约，相互依存，是一对阴阳。

脾象中土，主备化，有中央之象。主气化之升降出入，可统上下左右，四时四方四季，又是万物所归，主长夏、藏冬（笔者暂命名，《内经》无此称）又不主四季，在五行中有名无位，在阴阳中有位（有上下之分）而无名。其性无所不包，无所不容，阴阳不测，允执厥中。其病病种殊多，失序不调，治当和法，法当甘缓。"

总之，阴阳阳五行合流，是传统医学经典的核心。结合《素问·阴阳应象大论》《素问·脏气法时论》等篇内容可知，它在脏象、病机、辨证、治则、方药等方面都具指导意义，不愧是一个完美的天人合一思想医疗养生体系。

一、《辅行诀》五脏虚实和六合辨证的阴阳五行合流

《辅行诀五脏用药法要》（下简称《辅行诀》）全书分两大部分，第一为五脏虚实补泻方，是以五行五脏辨证，把心火一脏分为心火与包络土论述的，是五行纳入阴阳的模式。第二是外感天行六合辨证。把六合之上阳下阴归为脾土，与阴阳二旦方对应，再与金木和水火四行两对阴对应，是阴阳纳入五行的模式。

1. 五行六脏的阴阳体用和心的火土一家

《辅行诀》五行五脏虚实补泻法是针对人脏气正气体用偏颇失衡所致的一类疾病，即与外感对称的内伤病。所谓体是指质体实质的、本来的、先有的范畴，用是指功能的、未来的、作用的、现出的范畴。它们都是自然之正气，一旦二者动态不相适应，则发而为病。体不足者称为实证，用不足者称为虚证。由于补泻虚实有阴阳辨证之义，故体用的关系具有类似阴阳之意。

为五脏虚实之治，陶氏创五味五行互含之说，方药之常

用者有五味互含位次，确定着它们在补泻方中君、臣（分佐、监）、使佐的使用规律。同时也重视谷、菜、果、畜肉的食品疗法。

由于补泻方药取决于各脏之体用，而其体用的配属是根据《素问·脏气法时论》的五脏苦欲味属而来，而其苦欲之味，又是按四时气化特点所选，是五味之功能为季节气化功能相同者，故其药理实际上即是药物的功能学，与天人合一的《本草经》一脉相承。

又因体用有类似阴阳之意，故五脏之体用配属也是阴阳五行融合的一种模式。

更重要的是，陶氏还把五脏的心，分为心和包络两火，同时心包为心之外围，代心行气受邪。此即《素问》所称的长夏之季，其时间在夏至到立秋，又称为暑季，气象特点为湿热俱重，符合阴湿阳热俱盛，即阴阳不测谓之神而属土的特点。因立秋在后天八卦属坤土，又为每月月初月牙初见之方，一阴初生，伏潜不出阶段，故称阴土，或系以太阴脾土。长夏脾土，为夏季的后半部，夏属火，长夏在夏中亦属火，又属脾土属阴，从而形成火土一家，心脾同治的理论。此在《刍议》中有"阴阳五行合流天文地理图"中有所表达，可参考。

张仲景《伤寒杂病论》治疗胸痹亦有"枳实薤白桂枝汤主之，人参汤亦主之"；"茯苓杏仁甘草汤主之，橘枳生姜汤亦主之"，等火土一家的临床实用条文，但是遗憾的是，其虽为《汤液经法》的一位经验大师，但对此理论可以说是日用而不知，是其绍承不力之处。陶氏在此问题上，明确在心门另立心胞一篇，启发后人火土一家，心脾同治的理念，并为后世运气学中火君相说打下了基础。

火土一家，心脾同治的理念的兴起，不但与古代天文气象学相关，同时也是阴阳五行合流和古今经文论争过程有关。是两汉实践阴阳五行融合的五德始终，正日朔的产物，也是两汉校书古今文论争情况的表现。西汉之始，刘邦继秦尚水德，却传有赤帝子斩白帝子之说，汉武帝始立尚土德，新莽仍尚土德，东汉初光武帝始尚火德致东汉末。可以说两汉期间在五德始终问题上，虽然波折有四，却不外火土一家，水土合德（此说见下段）之律（包括新莽之土），最终古今经论和解为二说并存，东汉政权倡"心为君主之官"，写入医学经典而传承至今。

由于现存之医学经典成于东汉，而受其政治利益和权利驱使，心火为君主之官之说被认定下来，不易更改。后世虽有相火理论提出，但只是"相火以位"和"阴中之火"，致使其火土一家，水土同德的理念被用而不宣，或隐匿晦藏不露，造成世人日用不知，形成辨证思维逻辑的短路现象，和医学理论不通达完整的缺陷。使传统文化学者自信不足，被反对中医的人指为中医不科学的口实，甚至要消灭中医的暗流涓涓不息。

2. 六合五脏辨证的气交与肾的水土合德

《辅行诀》外感天行病的治疗，是阴阳六合辨证，是五脏气交辨证，体现了阴阳五行融合的特点。它是把六合的二旦四神方，分作三对阴阳，在篇末总结时说："此六方者，为六合之正精，升降阴阳，金木交互，既济水火乃神明之剂也。"而又在朱鸟汤主治条中标明"心气不足，内生烦热"之句，在玄武汤条下标出"治肾气虚疲，内生虚寒"之句，以昭示五脏辨证的病机。其升降阴阳一词，已明确指出，所升降的是阴阳，是中土脾胃有升降阴阳之作用，而不是心火与肾水之气，肝木与肺金之气。尽管中土对四象有统领的作用；其中四神也是指肺金与肝木，肾水与心火的交互；中土分上下才是六合，才是阴阳之类。

二旦方为中土脾胃之方，其组方用药，具有太极元气思想，符合古天文气象学北斗星辰为帝车运行的形式。二旦汤的组方，是以姜芍草为混元汤，以象太极元气，以象车斗所载之"帝"；加大枣为二旦汤方根；再加黄芩为小阴旦；再加柴胡、人参、苦酒即大阴旦汤，为扶阴之方；方根中加桂枝即小阳旦汤，再加黄芪、人参、饴糖即大阳旦汤，为升阳之方。

二旦汤的组织与补泻方中之君、臣（佐、监两类）和使佐的三级法不同。大方是以元气汤与柄斗结合部的大枣，共同成为帝在车中坐的形象，相当于君之座位，其他斗柄（也包括大枣）共五种药物为帝所派出之帅（斗柄第一药柴胡和黄芪）、文、武参谋（斗柄第二，皆以人参代之），将军（斗柄第三黄芩、桂枝）；后勤兵（斗柄四、五，醋、饴、枣）为对外作战部队。

四神方则是据二十八宿星而形成。它把四象分为两对阴阳，即金木和水火各为一对。针对四季气候特点而确定其主药，即春木气升发，以麻黄为主，秋金气收降，以石膏为主，寒冬水气寒燥，以温渗之附子为主。然后将其余六种药各配属于四象之七政，如肝木和肺金，肾水和脾土，取气味交互的原则配合为方。使此两对阴阳之气交通顺达，成为神明之剂。

笔者在研究过程中发现，四神方的药味配属，除了主药之外，其他药味的组成，很大程度上也符合脏腑辨证中，相应的交互之脏的主味，如金木交互方的青龙白虎两方，青龙汤几乎与乎完全是补泻方中补肝汤和补肺汤的合方，白虎亦是如此，或非是完全药物相同，其药味亦是基本相同的。这对笔者书中提出内伤和外感治疗要达到统一观点的形成，起到了重要的作用的主要方面之一。

水火既济方的药物组成：所谓水火既济的方剂，是指能使心火下潜以济肾水，达到增强肾阳温阳化水以利二便的作用，肾水上承心火，以滋润心阴而清热燥的作用。其上承之阴不足则火热灼阴动血为病，治用清滋，用朱鸟汤；心火不能下潜肾中则肾水寒极而冰坼，治用温渗，用玄武汤。

朱鸟汤中用两咸两苦（鸡子黄、阿胶两咸，黄连、黄芩两苦）以清热润燥，再加人参，与芍药和醋同用以助阴，与干姜同用补阳以防助阴太过生弊。

至于玄武汤证，所谓心阳下潜肾中为肾阳者，实即中土之火，火在肾中为真火，因寒水中火，为冬至一阳生者，亦即笔者所谓藏冬之阳火，即脾土之阳火，胃中之火，它与肾相关甚密，被称为肾为胃之关，故此心火下济者，脾中之土胃火，这种肾胃相关其司二便的模式，即水土合德的表现之一。故此水土合德的大真武汤，用附子、干姜二辛热以温化寒水，茯苓、白术以渗利水液，加人参、炙草补脾泻肾，再加白芍以防助阳太过弊。此说亦是火土一家说的进一步说明。西汉玄武龟蛇相交之象，正是龟为水生，蛇在土地中热蛰之征象。视玄武为水土合德，并不背离水火既济之说教。

水土合德一词，王冰补经《素问·天元正纪大论》中曾有一处提及，清代火神派祖师、伤寒学者郑钦安曾提出"水土合德，世界大成"的命题，现代刘力红先生亦曾术及此语。它对认识五脏之间的关系，精通运用《辅行诀》阴阳五行融合的三大气交法则有莫大的助益，颇具研究开发价值。

3. 六合气交三大法则与五脏体用合化

外感天行病的六合辨证三大法则，与五脏虚实体用辨证体用合化法则都是阴阳五行合流思想的范畴。气交三大法则并非仅用于外感天行，也同样用于内伤杂病。

五脏虚实病的体用合化，实际就是体用之气的交合，产生新气象的化机。新气象的产生，即是人体生命的延续的扶正养生之道。它是五脏各自体用的合化生新的功能；而与它脏的体用则不发生化合，而呈并行的关系，如本脏之体与母脏之用，本脏之用与子脏之体，不合化而有排除陈旧现象的作用，如肝用与心体并行则有除痞的作用，肝之体与肾之用并行，则产生涌泄废物的推陈作用。这是消除病邪的方法，可谓之除邪养生之道。

气交三大法则，所用是阴阳交合之道，与体用合化类同，故也常用于内伤杂病之虚实兼挟或以虚为主者。如虚劳五大补汤中，所用谷菜果畜肉的使用，亦为气交三大法则。

其虚劳五补用药"制以所官之主，承以所生之同"的法则，就是用泻克制本脏方的用味和体味，而且用体味用量倍于用味体现泻的方法，再加入本脏用味中。五味五行互含位次为母脏位次相同者。养生补肝汤，是用补肺君药与泻肺君药葶苈子，并葶苈子量倍于补肺之君麦冬，以表达全方为泻方之意，再加肝之用味中，有肾水之五行互含名称的木中水干姜就可以了。

虚劳五补汤中之食品疗法，是以五谷为养，五菜为充，五果为助，五畜为益。补脾无阴阳之对，所用为本脏之谷菜果畜。其他如肝和肺，心和肾补汤所取菜、果、畜，均符阴阳交合三大原则而阴阳交互使用，谷物酿制品亦取本脏性味者。诸方用畜肉者为大方，不用者为水小方。

三大法则中，金木形、质重为阴，水火气、象重为阳，脾土阴阳不测谓之神，故三大法则合看，亦是阴阳五行合流，太极元气含三育一的模式，符合"一故神"，"二故化"，阴阳合而变成的大化（大化，对小化而言：如《内经》所说的"化有大小"）。

因此可以说外感天行病的三大气交法则，同样适于脏腑内伤杂病的虚实证的组方法则。这也是笔者提出外感与内伤要合而为一观点的根据之一。

二、《辅行诀》术数索隐

一部《辅行诀》字数仅是《伤寒论》的三分之一，二者均是绍承《汤液经法》之作，而且后者由《伤寒杂病论》中析出，与其《金匮要略》部分合璧才是《汤液》之全部。可见《辅行诀》之简略，选方之精要；其论理之深邃、惜墨如金是空前少有的。也正因如此，尤其在传统文化断层深重的当代，将会对其学习研究带来诸多困惑和不便，为此，对书中隐晦难解之处，略作索求，以便彰明其术数观念，有益于其学术精华的发扬光大，使传统医学理论健康发展。

1. 《汤液》用药法图表

《辅行诀》五脏补泻篇和外感天行篇之间，有一张《汤液》用药法图表（此图在原书中列名，图名系笔者暂定，下简称《图表》），其中含有丰富的术数思想，简术如下：

（1）组方制度：《图表》说明云："经云：主于补泻者为主，数量同与君而非主，故为臣，从于佐监者为佐使"这段文字是本书方剂的组织结构说明。具体而言，书中五脏杂病方剂组成的君、臣的用量是相同的，考证书中内容可知，臣药有佐、监之分，各有其相应的五行五味互含属性；其佐使药的用量一般用量为君臣药的三分之一；大救误方诸药等量；劳损五补汤中，用泻克我之脏的君药为君，补方之君药和与本脏味具母五行位者为臣，其用量君药倍于臣药，五谷酿制品用量以升斗计，用量大，菜类药量与臣药同或以五行生数荤数计；果类亦依五行生成数计；五畜药为大方所用，其量多以脏器之一枚计，牛肉计量与臣同。其诸食品药品，均为主中佐使。

此规律仅用于五脏补泻方。是五脏补泻方的君、臣、佐使三级用药数理法则。

（2）补泻之数：《图表》云："阳进为补其数七，阴退为泻其数六。"该数句在各传抄本中，在七和六字后，分别有"火数也"和"水数也"之字样。先师张大昌先生曾多次告诉笔者，此六字非原卷中所有。

此句是在说明补泻方的组方用药规律，可在此《图表》中表达出来，其方法即是大补汤从本脏的用味开始计为一，顺时向取各脏之用味，依次是二、三、四、五、六、七，正是子脏用味之处，此七个用味组合，即是本脏大补汤的味数组合。

大泻方则可从本脏的体味开始，逆时向而转，依次以各脏之体味其六数，恰是本脏之体味处，这六个体味组合起来，即是本脏大泻方的组成。

上述组方用药的味数规律，包含量着诸多医哲理论，如阴阳的进退是相对的平衡，是交互前进而非跳跃式前进；"蝇附骥尾，日行千里而不知其远"；"逆水行舟，不进则退"是进退动静的相对性；七和六为火与水的关系密切，有其天文、气象、历法根据，是《周易》"甲庚先后"，"七日来复"和水火生成数的理论基础；因所涉太广，不在此展开叙述，要想了解其情，可参相关书著。

（3）方剂学中的治未病：《辅行诀》为经方组方用药的专著，而其体用化的五脏五味配属，中即含育着防病再传的内容。因各脏之补泻方之目的，都是要化生出本脏的化味来。因这个化味，是体用交互作用所产生，所以它与辨证即时体用，非同一时间上的味，是即时之后的新一轮味属，而属下一时间的五行味属。

新一轮的味属，在其所在时间的五行属性上，属于原脏属所克脏的用味。正是补充其原被克脏功用的作用，而达到防止被克脏功用受损，预防病气再传的效果。

这说明《辅行诀》补泻方中，已具有补充被克脏气而防止病传的作用。它是把防预之机设计在方组之中，无需如《金匮》中如"见肝之病当先实脾"之类的防末病举措，是经方处方学层面的治未病之术。

2. 补泻和天行病方用药的天地之大数

《辅行诀》五脏虚实补泻方常用药物共二十五种。陶氏据此立五行五味互含位次说，是药物同味不同性用的区别方法；也是组方君臣佐用药有别的选择准则。

补泻方分五脏虚实夙疾和兼有时恙两大类，其夙疾补泻小方是大方的基础，是本脏调平体用之药组成，补方有本脏之化味药为佐使，泻方因人体化机未衰，而不用化味。大汤

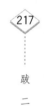

则是小方加入子脏之小汤去君药而成。

第二类补泻方，为兼有外感或外感误治，和脏气损伤所致的或劳损至极兼有外邪之病。救误小方为五脏小泻方之君和佐臣，大方为加入子脏之小补方去化味药（佐使药）。虚劳五补小汤为如前所述之"制以所官之主，承以所生之同"再加入如前所述之谷菜果畜，用畜肉者为大汤，不用者为小汤。

（1）五脏虚实小补方之用药

以本脏主味中之具本脏性味或对本脏之功用有主要作用者为君。如补肝之木中木桂枝，对肝虚证候起主要作用。它脏之火中火牡丹皮，土中土人参，金中金麦门冬，水中水地黄等，依次为补心、补脾、补肺、补肾之君药。以下各类均如此述之。

佐臣药用本脏主味中之具母行之位者，有能使本脏之用气源头不绝的作用，如肝之木中水干姜，心之火中木旋复花，脾之土中火炙甘草，肺之金中土五味子，水之水中金竹叶。

监臣药用克本脏之主味中，具有被本脏克制之位者，可起到补而不过，和防补而生弊的作用，如补肝中之金中土药五味子，心之水中金竹叶，脾之木中水干姜，肺之火中木旋覆花，肾之土中火炙甘草。

佐使药，用本脏所克脏所主味中与本脏同位者，有助本脏之气化，加强被克脏在下一时间内脏气作用，从而产生防止被克我脏传变疾病的能力，即治未病的作用。

（2）五脏虚实小泻方的用药

君药是取克我脏主味中之与本脏同属一行者，有泻而不伤，攻而不伐的作用。如肝之金中木白芍，心之水中火黄连，脾之木中土附子，肺之火中金葶苈子，肾之土中水茯苓等。

佐臣是取克我脏中之具母性者，泻而有母养之义。如肝之金中水枳实，心之水中木黄芩，脾之木中火生姜，肺之火中土大黄，肾之土中金生甘草等。

监臣是取本脏主味中之与子脏同性者，有防泻而生弊之用。如肝之木中火生姜，心之火中土大黄，脾之土中金生甘草，肺之金中水枳实，肾之水中木黄芩等，

（3）救误和虚劳方用药前已述之，不再重复。

3. 天行病方用药的术数

外感天行病，二旦四神各有大小方共十二首，用药共三十种，此数与五脏补泻常用药二十五种，正合《周易·系辞》所谓"天数二十有五，地数三十，凡天地之数五十有五，此所以成变化而行鬼神也"的记载；被称为天地大衍之数，与《河图》《洛书》有关。

此大衍之数，以奇数二十五为阳，为天数，以偶数三十为阴，为地数；《辅行诀》以五行五脏为地，为阴，却用属阳的奇数二十五；六合二旦四神属天阳，却用属阴的偶数三十。这种用法似乎有背《周易》大衍之数理，其实这正合"阴阳气交""阴阳反作"，相互合化养生之道，是阴阳五行合流说的理论至高点和最高境界。他是气交三大法则统领内伤和外感，伤寒与杂病、伤寒与温病的核心理论。

根据二旦四神方所用之药，可知其用药与北斗七星（上古有北斗九星之说）二十八宿星数有关。遂从此三十味中去食品类之米饭不计在内，再将先秦之前尚未生干分用的姜合称之为"姜"，形成二十八宿之数，各宿星配以二旦四神方

所用药物，组成二旦四神大方以用之。

北斗七星与二十八宿为古代两个不同的观象授时系统，但在漫长的发展过程中，二者在秦汉时期已经达到紧密的结合，后天八卦元气理论为核心。北斗星宿，因居三垣之中，有了为四象之中心的概念，故可以认为北斗有五行之中土的作用，故它也是地在天上的代表。而其星宿可以认为是四象七政中星的形象。

在此基础上，笔者在二旦汤与二十八宿舍之七政对应上，把北斗星对应药与四象七政的日、月、土三类视如中星一样，作为北斗用药。如此处理后，则四象七政的性质，恰是木金在左，火水在右，具有左为木金一对阴阳，右火水是一对阴阳，土、日、月三类不分阴阳，且原七政之序不变，而有"太极元气，涵三育一"之理，有阴阳二极之旦的名讳。

二旦四神方药物与二八宿舍的对应配属，限于笔者对二十八宿星的名称本义不了解，故结果必然错误难免，有待学者指正或研究更新。

另一需要说明的是，二旦汤大方，各由八味药组成，不合七星之数。笔者认为，这是上古时期北斗九星的遗迹，后世熟知的"北斗七星"，之所以会多两星，是因原有的两颗星渐渐隐失。

2020 年 5 月，郑州巩义市河洛镇对距今 5300 年左右的双槐树遗址进行了考古发掘，出土了仰韶文化晚期的遗迹。其中最为引人注目的是在祭祀基址中出土了用九个陶罐摆放成的北斗星形状的天文遗迹——北斗九星天文遗迹。它位于城中专由贵族居住的区域。在北斗九星遗址的上端即"北极星"的位置，还发现了一副完整的麋鹿骨架，据专家的说法，古人将麋鹿脱角视为一种吉祥的征兆，由于麋鹿是在冬至脱角，所以就把麋鹿与重要的节气冬至相连。

之所以称为北斗九星，是在北斗七星外。又有两颗星，分别叫辅星和弼星。《宋史·天文志》载：第八星曰弼（始终隐蔽，无人见到过）……第九星曰辅星，在第六星开阳左，常见。开阳旁边确实有一颗4等星即此辅星。辅星在古代除了占星用途之外，还被中外军队用来测试士兵的视力。因为辅星距离开阳11角分（角分和角秒都是天文学上常用的单位，1角分是1/60度，1角秒是1/60角分，距离11角分的意思就是以人眼顶点分别引两条射线各指向开阳和辅星，形成一个锐角，这个角的度数是11/60度），视力不好的人没法把这两颗星分辨。

在北斗七星中加上开阳左右的辅弼两星，本是作为主帅的文武辅弼，用药为阴旦用助阴之药，阳旦用辅升阳之药，但因人参一味即助阴升阳之功兼备，故一药两用而成八味之数。阴阳二旦大方各为八味，较四神汤各七仍多出一味之数。

三、《辅行诀》史海撷英条辨

《辅行诀》言简意赅，义旨幽远，博大精深，可谓之烟波浩渺。然其经历传奇，屡遭磨难，饱受摧残，曾浴火重生，已令世人难识真面目，而学者感到困惑疑难，虽几经矫形整容，本书之后，笔者又已作跋调正，但犹嫌言不尽意，遂再作此文以充其尾，意为读者索引，方便深入研读，略复其至简之大道。然欲知大道，必先知史，乃以此治学理念，行史海撷英之举而条辨之。

1. 战国末至西汉

第一条：《吕氏春秋》载汤王得伊尹，说汤以至味，伊尹曰："凡味之本，水最为始。五味三材，九沸九变，火为之纪。时疾时徐，灭腥去臊除膻，必以其胜，无失其理。调和之事，必以甘、酸、苦、辛、咸。先后多少，其齐甚微，皆有自起。鼎中之变，精妙微纤，口弗能言，志不能喻。若射御之微，阴阳之化，四时之数。故久而不弊，熟而不烂，甘而不哝，酸而不酷，咸而不减，辛而不烈，澹而不薄，肥而不膜。"

辨析： 相传《汤液经法》的作者伊尹，对汤王说治国之道，是用烹饪的道理做比喻的。其实就阐述了对食品和药物的认识，这也是他作《汤液》的思想基础。他认为以五味制作汤剂，其中有着严格的程序和许多深奥的道理，遵循天地自然之道，才能制出合格的汤剂来。

方剂的制作有严密的法则。一些认为传统医学纯属经验医学的说法是极端错误的，陶氏《辅行诀》正是阐发这方面理论法则之书。

第二条：邹衍，战国末（公元前 324～公元前 250）稷下学宫学者，倡阴阳五行合流思想，创五德始终和大九洲学说，对后世哲学、医学、建筑学等有较大影响。

辨析： 前已详，从略。

第三条：公乘阳庆，西汉医学家，临菑人，精经典，重实践，医术精湛，是淄博有文献记载的第一代名医。家有先人所遗黄帝、扁鹊之脉书等。年过七十，悉将所藏脉书上下经、五色诊、奇方异术、揆度阴阳外变、药论、石神、接阴阳禁书等授予淳于意。其中包括《汤液经法》和黄帝、扁鹊脉学类著作。

辨析：阳庆为传承先秦医术的学者，仓公的老师。

第四条：淳于意，即仓公。是齐国都城管理粮仓的长官，临淄人，年轻却喜好医术。汉高后八年（公元前180），再次向同郡元里的公乘阳庆拜师学习医术。这时阳庆已七十多岁，没有能继承医术的后代，就让淳于意把从前学的医方全部抛开，然后把自己掌握的秘方和书全给了他，三年之后，为人治病，多能应验。长于观病之顺逆以预断死生。因治顺证不治逆证，常令人不满。

汉文帝十三年，即公元前176年，仓公被人诬告贪污获罪而发生提萦救父案。文帝在审案过程中，对仓公的学医和行医的历史过程，学到了什么，又传授了几个徒弟，教授了他们什么内容，均进行了详细记录，并收入到《史记》中来，被称为《诊籍》。

辨析：从《诊籍》内容可知，仓公传授了六个徒弟，其中三人都学了五诊，冯信一人学了"案以逆顺，论药法，定五味及和剂汤法。"五诊当时包括阳庆传黄帝、扁鹊之脉书。《辅行诀》论脉处很少，当是陶所据《汤液》本本来就讲脉很少、《伤寒论》每证必谈脉，篇名亦冠以"脉证并治"，当是仲景加入了其他仓公之徒或他人脉学的内容。

更值得注意的是，冯信所学内容，其十五个字，正是"汤液经法"四字的简化和缩写。结合先秦之书均有没有书名，仅以篇中内容而称的风气，可以认为，冯信所学即《汤液经法》，只是尚未正式命名而已。也可知汉代最早传承者是淳于意和公乘阳庆。

第五条：汉景帝三年（公元前141）一月发生了七王之

乱，三月平息。之后，景帝之子刘余被告封为鲁恭王，在孔子故宅发现了古笔体的壁文《尚书》，即后来所称的古文尚书。它与文帝时用隶体所写老儒背诵的今文经书对称。

汉成帝河平三年（公元前23）委任光禄大夫刘向总领校勘，命刘向校经传，太医监李柱国（疑为官职名）校方技。刘向之子刘歆（公元前50～公元23）亦参加其事，汉哀帝元年（公元前6）刘向去世，王莽执政，莽与歆友，力荐由刘歆继其事。先后共20余年，校出了最早的书藉分类和目录学，即《七略》和《别录》。所校书中，当有《史记·诊藉》所载之原始《汤液》本。

在此期间，刘歆是古文家的主要代表。哀帝让刘歆与今文家们交流意见，但今文学家们"不肯置对"，激起刘欣愤怒，在当年即上"移让太常博士书"，指责他们"抱残守缺，挟恐见破之私意，而无从善服义之公心。"因此受到权臣的打击和排挤，被迫离京六年之久。这是第一次古今文论争。

公元五年，刘歆已升任羲和。京兆八年率博士七十八人上书追述伊尹和周公居摄使殷、周兴盛的历史，为王莽称帝制造舆论，次年正月，王莽称帝，刘歆被封为国师，喜新公，成为文化界的最高领导人。

王莽称帝之后，王刘关系渐见裂隙痕，乃至破裂，相互残杀，于公元23年刘歆自杀，王莽战死。25年，刘秀称帝，东汉建立。

辨析：古今经文的论争，反映在校书工作中，刘歆为古文经家代表，他与王莽为友，二人的相互利用，刘为王的夺权称帝制造舆论论，王为刘提倡古文家取得纳入官方文化，重用刘歆，不断提高其在文化领域地位，成为当时文化界的领导者。刘歆与李柱国当是《汤液经法》一书的书名命名和宣扬者，其时间当以王莽称帝前后几年为下限，上限或在王开始辅政的公元前一年，约前后共十多年的时间内。这些年，也应当是《汤液》学术得到发扬和充分使用的时期。

第六条：汉高祖刘邦时，张苍认为秦国执政时间太短且暴虐无道，不属于正统朝廷，又说刘邦灭秦到霸上是在水德旺盛之十月，故汉应与秦朝一样尚黑，而正朔为水德。

汉文帝时期，公元前165年，鲁人公孙臣认为应以土德为国运，并说会出现黄龙，张苍坚持应是水德尚黑衣。第二年，真的有黄龙现身于成纪县。后又证实系作假，张苍却引咎自免去相位，卒于景帝五年（公元前152）与此事有较大关系。

直到汉武帝太初元年（公元前104），正式宣布汉正朔为土德（因土克水）。司马迁和董仲舒参加了这项议题的讨论，推动了改制的顺利完成。

王莽建立新朝，仍采用刘向刘歆父子五德尚土之说。

辨析：由于汉武帝最终否定了汉承秦制之说，定国运为土，故历史上西汉没有心火之说，因为"心者君主之官"，汉武帝决不会允许此语的存在。心者君主之官一语，只能出现在尚火德的东汉时期。

2. 东汉到两晋时期

第七条：汉光武帝光复汉室之后，认为汉朝属于火德。正式承认了这种说法，继西汉末之后，古今经文之争又出现过三次，汉末郑玄（127～200）出，精通融会古今文尚书，有较大的影响，标志着古今经文两派论争的缓解。

辨析：古今文论争的缓解，不是二者的胜负问题，而是二者达到同时并存的形式。在医学中表现是火土一家的治疗法则的行施；土主四时和不主时的论说并存于《内经》。但"心者君主之官"，心主火的脏象说却固定下来。称脾土"主四时"做"心者君主之官"的陪衬。对新莽主德之事仍心有芥蒂，仍有"涪翁"（据《后汉书·郭玉传》和清乾隆时《彰明县志》载，疑涪翁即李柱国）"避莽祸"而隐居之事。这也是《汉书》有《汤液经法》书名之后，仍长期销声匿迹的原因之一。

第八条：东汉章帝时开始，和帝二年（80）班固完成了《汉书》的写作。其中收入刘歆父子和李柱国的《七略》经方十一家，《汤液经法》为其中之一。经方者，本草石之寒温，量疾病之浅深，假药味之滋，因气感之宜，辩五苦六辛，致水火之齐，以通闭解结，反之於平。

辨析：经方是依药物的寒温性质，辨别病情的轻重，借药物的滋味，和气的适宜与否辨别药味的阴阳，制成水剂和火剂，以通达闭塞，解散郁结，使失衡之脏气，恢复平衡。可见经方方剂的制作，是按药物的气味阴阳特性，针对病情的轻重，组成水剂和火剂，使气机通达，结聚消散，达到治疗目的。而不是以病因病机组成方剂的。

此条的水剂和火剂，是经方的类型，《史记·诊籍》中所用之"齐"，亦仅"水齐""火齐"二种。其作用是水剂可去火热，火剂可去水寒。寒热是温度的问题，无论是寒病或是暑病，所用的都是调整温度的方药。进一步推论，寒热二气，寒主肃杀，热主长养，寒热二邪以伤寒为害更甚。传统国医哲学尊阳卑阴思想，由来已久，至今仍有一定的实用价值。拙著《伤寒论阴阳图说》中有"六气以寒为统说"的观点，有兴趣者可参考。

这是笔者本书所倡伤寒和温病两大学派要统一目标的重

要根据之一。

另一方面,《汉书》此段文字,已明确说明了经方的定义,说明经方是以药物的气味性能为制剂依据的。其基础是草木和金石药而不是病因病理病机同。后世研究者,包括医圣张仲景大都脱离了这一宗旨,出现了研究方向方法的误解。同时也说明了《辅行诀》以用药法要命名,而且在草木方后附以金石方的做法,是符合经方原意的举措。

第九条:《周易参同契》的季节体用观。《周易参同契》中有"春夏据内体,从子至辰巳,秋冬当外用,自午讫戌亥",四季体用并列的说教;同时也"一故神""二故化""穷神以知化"的命题,运用了"化"的概念。

辨析:梁代陶弘景,对体用学说的发展和运用甚是有所建树,其著作《辅行诀》的指导思想和重要内容就是体用学说。特别是吸取了魏伯阳《周易参同契》的四季体用观,其肝木心火两脏配属的体味分别是酸和苦,这两味正是肺金和冬水的用味,这一点与《周易参同契》完全相同。

同时陶氏在五脏体用交互生成化的模式上,其阴阳体用合化,即魏氏"二故化"理念,化为单一无偶,为所育者,有如"神"之"阴阳不测",亦为魏氏"一故神"的理念。我们了解到"太极元气,涵三育一"的道理,就明白体用化的道理了。

第十条:刘表(142~208)治荆期间,受当时张角太平道的发展及张鲁政道合一治理汉中的影响,兼取道家思想,开创了具有特色的王氏古经学派,开办官学三十余年,成为全国文化学术的核心。对魏晋玄学的形成和发展起到了重要作用。

主讲教官宋衷(生卒时间不详)和司马徽(173~208)

均为南阳古文经学家。其师王畅（？～169）亦为古经文家，也曾在南阳任太守，而诸葛亮（181～234）亦是刘表官学的学子。

辨析：当时南阳为荆州辖区，张仲景（154～219）生活时代的青壮年时期，有接受荆州古文经兼道家学思想的便利，至少有受其熏陶的环境。而且其写成《伤寒杂病论》之时，荆州官学刚停办一、二年，作品受其思想特色的影响应当是必然的。

《汤液经法》属道家著作，也是古文家刘歆所推广者。张角起义之前准备了十多年，官府并没严加控制，反而有所支持，甚至不少官宦也信奉太平道，古文家王畅又在南阳任过太守，这种文化环境，是张仲景能得传《汤液》使用《汤液》的有利条件，在起义爆发之后，为避道家之嫌，才药方"避道家之称"只以某药名之；著作虽以《汤液》为蓝本，序中却有对其只字不提的奇怪现象。

这是我们研究仲景学说应注意的方面，甚至其学重于实践，略于理论的作风及坐堂行医的行为，都与他的避嫌意向有直接关系。

第十一条：张仲景（154～219）一生中经过四次大疫游流行，第一次开始于建安元年即公元196年，时仲景42岁，9年后此次疫情结束，仲景51岁，开始整理其近十年以来，治疗疫病的经验总结，故《伤寒杂病论·序》中有"余宗族素多，向余二百，建安计年以来，犹未十稔，其死亡者三分有二，伤寒十居其七。"之后三次大疫分别发生于建安十三年、二十二年、二十四年（此年是张仲景和关羽去世之年，即公元219年）。

张角起义于公元184年，当张角死后，起义的余波坚持了二十多年，此次疫情始发于张角起义之后 12 年，结束时间基本与起义平息同步，也可以说第一次疫病流行全程都在张角起义的战乱之中。

辨析：据上述情况，可知张仲景运用《汤液》治疗疫病近十年，和"论广伊尹《汤液》为十数卷"时，虽"用之多验"，也不可宣扬道家之著，而是在用有关道家学理的方名皆"避道家之称"对涉道家学理之处亦避而不谈，诸多政治避嫌而形成孝廉、太守儒家医者的形象，无论如何，张仲景确实可称为《汤液经法》的第一传承人，是一位伟大的一代经方实践大师。

第十二条：王叔和（201～280），山东高平人，山阳王氏家族成员之一。早年随族人南下投奔王粲，依附刘表，后事魏。张仲景去世时，叔和 18 岁，为仲景弟子卫汛之友，故其人或曾师事仲景，或接触过仲景，对仲景之学有所了解。事魏之后，在 233 年或稍后出任曹魏太医令之职。大概是在任太医令后，开始了撰次《伤寒杂病论》的工作。

辨析：王叔和时期张角起义的余波已平，无需再政治避嫌。王叔和和与荆州学官教官，曹魏重臣王粲为同族。思想家、玄学奠基人王弼，是刘表外孙之子，后来为王粲之嗣子。因为上述时代背景和家族裙带的关系，叔和必然受到荆州学派之思想熏陶，把古文经学与道学融合的思运用到撰次仲景遗著上来。从而使仲景之《伤寒杂病论》，保留了古经的一些相关条文。如六经欲解时，六经传变的日传一经，和连日相传、方剂名以四神称、古经用半夏补肺之药理等古经遗论。为传承文化的保护起到了良好的作用。

但是，笔者认为《伤寒杂病论》是张仲景在战乱加疫病流行及政权不稳三重灾难中写成，当时的患者发病既有饥荒劳伤，惊恐思虑之内伤，又有疫疬毒气的外感病机，而王氏把天行析离为《伤寒论》而其余部分，直到宋代才整理为《金匮要略》，且将其内容仍是分割而论，忘却了仲景"伤寒杂病"合论之意，更是有背《汤液》之旨。具有庄子玄学思辨方式的皇甫谧评之曰："撰次仲景遗论甚精，指事施用。"责其有得鱼忘筌之意，可谓精辟中肯之谈。

3. 萧梁到北宋时期

第十三条：萧衍（464～549）于 502 年称帝建梁，天监三年（504）迫使其"山中宰相"为其炼长生不老丹，从此陶弘景走上了长达十九年之久的专职炼丹活动。

但是炼丹屡屡开鼎，屡屡失败，导致弘景几欲自尽，遂生逃避之意，萧衍却警告他逃避是没有用的。最终还是在天监七年（508）化名王整出走青嶂山，至天监十一年（512）才乘海回到永嘉，归途他皈依佛教，接受了五大戒，结束了长达五年的流浪生活，继续从事炼丹。其中有三年梁武帝亦不知其去向。

普通五年（524）起火，次年开鼎的第七炉丹，最后宣布成功，成色虽好，却仍达不到令人白日升天的目标，但可以做养生之品。

炼丹结束后的陶弘景，年已近古稀，三教合一思想已成定势。历经多年社会生活和学术实证的洗礼，在处世思维观念和技术方面的经验和教训得失，会引起他的反思，而笔耕不辍。

《南史》谓其"所著《学苑》百卷……《合丹法式》，共秘密不传，及撰而未讫，又十部，唯弟子得之。"

而且陶氏"年逾八十，而有壮容"，"文章气调，弭更英逸，所居楼虽人室弟子不许窥视也"。

据《太平御览》引《真诰》云："陶隐居手为经题，握中密诀，门人罕能见之，仅传孙韬（此人长于书法）、桓凯二人而已。"

根据上述情况，可以认为，《辅行诀》为其"所撰而未讫，又十部，唯弟子得之"的晚年著作之一。其成书时间，约在公元 525～536 年。

辨析： 陶弘景传云其"性好著述，尚奇异，顾惜光景，老而弥笃。尤明阴阳五行，风角星算，山川地理，方图产物，医术本草。著《帝代年历》，又尝造浑天象"。可知其是一具有多学科知识的大学者。它在多方面的成就更是有口皆碑，世人皆知的。通过前述他的炼丹经过，我们可以看出如下几个问题。

一是他从事炼丹的动机，有想证实道家用丹方追求长生的说教。但更重要的是，是萧衍抑道崇佛国策落实。陶弘景在灭齐建梁和建国之初"山中宰相"的殊荣已失，这是巩固萧梁政权的需要，而陶是萧衍这一谋略的炮灰和牺牲者。

二是陶的炼丹结果，最终使他道家白日升天的美梦得以破裂、对金石药品的化合反应，鉴别真伪等方面作出了杰出的贡献。成为古代化学开拓者之一。

三是以金石药的认识推论草木药的配伍作用，也有类似的合化和不合化，即离合理论，是《辅行诀》五脏体用化理论的基础。

四是由于《本草经》《汤液经法》在理论上的一脉相承都属天人合一思想。在药物的性能上应相通，但是世行的《本草经》虽是陶氏手订，却与《辅行诀》味属不一，如大黄就有苦、咸之别。是后者所用为药物的功效学，如大黄在

《本草经》中是攻坚破积之品，《辅行诀》以咸能软坚润下为功，二者并不冲突，在表达上，以《辅行诀》为准。

五是《辅行诀》成书在其生命的最后十年中，他不是为当年"三层楼"时期的"三千弟子"所作，他是为其后世之"学道辈"而作。

当时陶的境遇并不太好，孤独少乐，与人交往较少，当年道家领袖和事业宗师的兴隆繁华，变的冷落萧条，足以使人萎靡不振。陶氏能镇定不紊，潜心治学，为后人著书立说，这种心态和精神意志风貌，是高尚纯洁的，难能可贵，堪为人师!!

第十四条：陶氏去世时，道教内部对他佛道双修难以理解而有所非议，成为有争议的人物，其门徒中也没有人为他作一篇完全的传记。甚至陶氏用力最多，系念最重的大量著作，也无门徒替他整理，只落得随风飘散。更为重要的是社会上动乱不断，战火连连，竟导致宝典致残。

陶去世不久，侯景（503～552）之的浩劫即殃及茅山。紧接其后即是梁末诸王争夺帝位的骨肉相残的血腥大战，继而又是陈灭梁之战。《茅山志》载，许谧旧居和朱阳馆都已落得"旧基夷漫，余迹沦芜"了。

公元549年4月，侯景攻入台城，梁都建康"交通阻断，几个月工夫，人饿死大半，梁武帝萧衍也被饿死。"简文帝萧纲"命人烧侯景所据宫殿，宫殿及多年积聚的图书文物几乎全部被烧毁。"

公元552年，梁元帝萧绎被其侄杀死，临终前把所聚古今图书十四万卷一并烧毁。

持续了五年之久的侯景之乱，对社会造成了毁灭性的破坏。

侯景之乱开始当年，重玄学家臧克之徒王远知（528～635）到茅山修习弘景宗法，当时王19岁或对残书进行了简单的整理。

公元557年，陈霸先灭梁建陈，陈后主祯明二年（588），皇帝敕令侍中尚书江总（519～594）写《陶弘景文集》三十三卷，又《陶弘景内集》十五卷，江总为《文集》所作序中，对陶弘景广博的知识和奇特的技能极为赞叹。可见陶氏去世后58年，尚有《辅行诀》的影响和传承的迹象。

辨析：陶氏去世后，因战火致残。王远知虽非陶氏弟子，尊其学理而在茅山修道，后成为公认的陶氏第一代传人。而且他生活在世时间长，其后的道家宗师皆系其嫡系，是传承《辅行诀》的重要人物。

第十五条：陶氏是上清派第九代宗师，茅山宗的创始人，过世之后，第十代宗师王远知（509～636，一说526～635），以后依次是潘师正（584～682，一说586～682）、司马承祯（647～735）。第十三代宗师李含光（638～769）、十四代宗师韦景昭（693～785）极得唐宗室的尊崇，茅山宗的修炼理论在陶氏的基础上，得他们四代宗师的弘扬，而渐趋定型。

唐太宗在位的"贞观之治"时期或唐玄宗"开元盛世"时期，为道教及医药的发展带来良好的机遇。

更重要的是，唐代皇家自称为老子后裔，特别崇奉道教，称道教为"皇族宗教"。玄宗天宝元年（742）追崇老子为玄元皇帝，享于新庙。在李唐开国创业时期，王远知曾多次出谋献策，有功于李唐朝廷。

据颜真卿所书李君碑所记，唐玄宗曾下诏让李含光住持王屋山阳台观，从师司马氏传道事业。李异常勤奋，因感到茅山道教逐渐衰颓，所有真经秘录，大部分散落，有的已经不存。他主持阳台观教务一年有余，天宝四年（745）就称身体不舒，乞请回归祖地茅山纂修经法，得以恩准，并御制诗以饯行。茅山宗道又重得整治余风，在江南蔚成风气。

碑文并谓："初，山中原有上清真人许长史、杨君、陶隐居自写经法，历代传宝，时遭丧乱，散逸无遗。先生奉诏搜求，悉备其迹而进上之"。玄宗又诏见道士王旻，请含光用楷体书写上经十三张，以补缺佚。

天宝七年（748）三月十八日，玄宗在大同殿受上清经录，遥礼度师，特请李含光为"玄静先生"法衣一袭，以表示师资之礼。后来肃宗李亨继位，仍礼李含光为师。代宗大历四年（769）李羽化于紫阳观别院。

其徒韦景昭，天宝中，奉昭侍玄静先生李含光，居茅山紫阳观，从受经录。而"天宝中"，正是李氏在茅山搜集整理经法时期，故搜集整理茅山散佚残缺经卷的工作，当是有其徒韦景昭参与其间。

《辅行诀》被李含光师徒作为散佚经法残卷予以一次或多次整订的结果，诸方仍不能完全符合陶氏所定之学理，遂将或包括前此有人整理结果，以并列的形式保存下来，形成了藏经洞本"多层次文本"的形象。

据此，在没有新的更可靠资料发现之前，可以认为藏经洞卷子本《辅行诀》，是由李含光师徒在天宝四年（745）至大历四年（769）这25年之间在茅山紫阳观整订而成。

辨析：李唐崇道，王远知曾与李渊建唐和李世民玄武门政变出谋有功而尊崇茅山上清派，数次下诏李含光整理茅山包括《辅行诀》在内的残留经卷。因《辅行诀》残重或整订后期发生了安史之乱，致使没能彻底复原，而把数次整理结果并存形成多层次文本密存道教内部。世代相传。

如此多层次文本《辅行诀》即现代传承本中藏经洞本的原始形象。也因此引起不少学者对此书的质疑、误解和学习、研究上的困惑。

第十六条：公元 907 年朱温灭唐建后梁，到 960 年赵匡胤代后周建宋 53 年，是"置君若易吏，变国若传舍"的五代十国时期，各君王仍奉崇道政策，道教内部仍以茅山宗为主流，而且嗣教宗师有序。对李氏所整订的《辅行诀》多层次文本，会当作未完全复原的残卷经典，保护和珍藏于敦煌，以免佚失。

自赵宋建国（960）以后，宋真宗（996～1022）在大中祥符五年（1012）下诏"圣祖上曰玄（元），下曰朗，不得斥犯"，尊同姓赵玄朗为道教始祖，改变了李唐以来对以老子为祖，茅山宗为尊的局势，陶弘景在道教中的地位和信仰亦趋下降，是形成该书不见于诸家书目的情况重要原因。

现代对藏经洞封存时间的下限，一般认为是在宋真宗时期（998～1022），甚至界定在 1002 年者，其时茅山道教宗师是第二十三代朱自英（公 976～1029），1004 年嗣教。朱自英 11 岁时就度为茅山弟子，先师从玉晨观（即李含光所居之紫阳观）道士朱文吉。

朱自英曾"渡江云游，访师问道，又思三茅《道藏》阙伪不全，故载游濑乡，校雠太清古本"有广博的道学知识，做过校刊道典的工作。又曾为真宗祈嗣，得生仁宗，故甚得真宗、仁宗二帝之尊崇。这可能是其青年时期就被破格嗣教的原因。

赵宋一朝，为巩固统治地位，已贬李尊赵，茅山派失去独尊的优势，日渐衰落。多层次文本的《辅行诀》被当废品

跋二

处理，而封存于敦煌。

辨析：《辅行诀》被封藏于敦煌的时代背景为赵宋皇室贬李尊赵的治道观念风行，茅山宗《辅行诀》当时已成多层次的文本，容易令人产生既无使用价值，也无保存价值的资料。或因皇室对朱自英尊崇而网开一面，未予焚烧但封藏难免。这是符合藏经洞藏书原因中之"废旧说"的。无论如何，这一行动，导致如此珍重宝典，隔世千年，令人无缘相见，对国医学史造成莫大的遗憾！！

但是从另一角度看，《辅行诀》虽隐藏千载，但其地干燥，出洞时却完好无恙，仍可供人研究保存，此行动又是使医典不绝，有利国医学术繁荣和发展的事大幸事！！

衣之镖
庚子重阳节初稿完于续薪斋